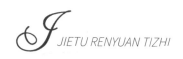

*JIETU RENYUAN TIZHI*

U0267099

# 戒毒人员体质
# 测试指南

王大安◎主编

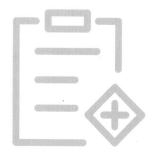

长江出版传媒
Changjiang Publishing & Media

湖北科学技术出版社
HUBEI SCIENCE & TECHNOLOGY PRESS

# 图书在版编目（CIP）数据

戒毒人员体质测试指南 / 王大安主编 . -- 武汉：
湖北科学技术出版社 , 2020.6
ISBN 978-7-5352-9418-0

Ⅰ . ①戒… Ⅱ . ①王… Ⅲ . ①戒毒—体质—测试—指
南 Ⅳ . ① R163-62

中国版本图书馆 CIP 数据核字 (2020) 第 096538 号

责任编辑　韩小婷
责任校对　陈横宇
封面设计　胡　博
装帧设计　萨木文化

出版发行　湖北科学技术出版社
地　　址　武汉市雄楚大街 268 号
　　　　　（湖北出版文化城 B 座 13~14 层）
邮　　编　430070
电　　话　027-87679450
网　　址　http://www.hbstp.com.cn
印　　刷　湖北新华印务有限公司
开　　本　710×1000　　1/16　　印张 9.75
版　　次　2020 年 6 月第 1 版
　　　　　2020 年 6 月第 1 次印刷
字　　数　200 千字
定　　价　58.00 元

# 《戒毒人员体质测试指南》

## 编 委 会

# 序 言

根据《中华人民共和国刑法》规定，毒品是指鸦片、海洛因、甲基苯丙胺（冰毒）、吗啡、大麻、可卡因，以及国家规定管制的其他能够使人形成瘾癖的麻醉药品和精神药品。毒品是人类社会的一大公害，毒品成瘾不仅会损害身体健康，还会引发严重的家庭和社会问题，造成家庭的支离破碎，引发严重的犯罪，威胁社会稳定。当前治理毒品问题依然是一个世界性的难题，全球毒品持续泛滥，制毒、贩毒、吸毒等问题严重。联合国发布的《2019年世界毒品问题报告》显示，在 2017 年至少吸食过一次毒品的人数达到了 2.71 亿，约占全球 15 ~ 64 岁人口的 5.5%。虽然，该数据较 2016 年（至少吸食过一次毒品的人数达到了 2.75 亿，约占全球 15 ~ 64 岁人口的 5.6%）有所下降，但是人数依然很多。另外，根据统计，截至 2018 年底中国还有 240.4 万名吸毒人员，这其中还未包含戒断 3 年未发现复吸、死亡和离境的人数。因此，我国乃至全球的禁毒、戒毒工作依旧十分严峻。

自 2008 年《中华人民共和国禁毒法》颁布实施以来，司法行政机关便开始履行司法行政戒毒工作职能任务，主要包括强制隔离戒毒、戒毒康复、支持和指导社区戒毒（康复）工作，其中戒毒人员体质测试是戒毒康复工作的科学依据之一。吸毒人员是一个特殊的群体，普遍存在体质下降（主要表现在身体形态异常、身体机能和身体素质下降等方面），因此戒毒人员体质测试工作要采用科学规范的技术、方式和方法，组织戒毒人员参加所确定的体质测试项目，监测戒毒人员的身体形态、身体机能、身体素质和运动能力等方面情况。动态分析体质测试结果，评估戒毒人员体质健康变化趋势，深度查找影响因素，才可以有效地完善戒毒人员康复训练的实施方案，提高戒毒康复工作的针对性、实效性和科学性。帮助戒毒人员科学有效地增强体质，从生理上和心理上摆脱毒瘾，健康地回归社会，成为一个对社会和家庭有用的人。

《戒毒人员体质测试指南》从戒毒工作的实际出发，组织相关专家进行编写，较为系统地介绍戒毒人员体质测试知识。本书汲取了国内外近年来戒毒人员体质测试的研究成果，以及作者多年教学、科研的实践经验，并结合我国当前戒毒工作的实际情况编写而成。全书共五章，包括概述、戒毒人员健康信息管理、戒毒人员身体形态和成分测试、戒毒人员身体机能测试和戒毒人员身体素质测试等内容。一方面，该书通俗易懂、图文并茂、可读性强，充分体现出专业知识的指导性与可操作性，既可以作为岗位业务培训的教材，又可以成为从事戒毒工作人民警察的自学范本。另一方面，该书也可以满足社会各界以及高校相关专业学生学习戒毒人员体质测试工作知识的需求。

本书撰写与出版受到了海南省自然基金科研项目（项目编号：817158）和司法行政戒毒优势教育戒治项目（SFBYSJYJZXM201908）的资助，并得到了海南省戒毒管理局的大力支持，海南省三亚强制隔离戒毒所是该项目的合作单位，在此一并表示感谢。衷心希望本书能为我国戒毒工作贡献一份力量。本书编写中难免有疏漏之处，也请各位专业人士不吝赐教。

编者

2019 年 12 月

# 目 录

# 第三章　戒毒人员身体形态和成分测试

# 第五章　戒毒人员身体素质测试

# 第一章

## 概　述

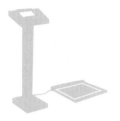

　　体质是健康的物质基础。人体体质是由先天遗传和后天获得所表现出来的形态和机能方面相对稳定的特征，具体是指人体的形态发育水平、生理生化功能水平、身体素质和运动能力、心理状态、适应能力等。而健康则是体质状况的反映和表现，是指人体在身体、心理、社会适应三个方面处于良好、稳定的状态。健康不仅是没有疾病的表现，而且是在所处环境和内心情绪上保持积极、向上的态度。健康还包括智力健康、道德健康、心理健康等。值得关注的是，吸毒人员普遍存在体质下降的现象，主要表现为：身体形态方面，由于吸毒后兴奋度增强，人体代谢加快，促使营养物质消耗多，脂肪量降低，同时毒品还会引起消化系统功能障碍，导致人体必需的营养物质缺乏，引发一系列营养不良综合征，从而会出现形体消瘦、体力下降；身体机能方面，由于毒品对呼吸系统、神经系统及心血管系统的危害较大，因此吸毒人员的机能检查指标，如肺活量、台阶试验测试结果与正常人相比有一定差距；身体素质方面，也会出现不同程度的下降，诸如力量、平衡、柔韧、反应等方面。通过对戒毒人员体质的测试，可以科学地评估戒毒人员的健康状况，并制订具有针对性的戒毒康复训练方案。

## 一、体质测试的目的和任务

　　通过测试戒毒人员体质，可以掌握他们的健康状况。科学客观的测试结果，对制订戒毒康复训练计划至关重要。

（一）目的

依据《司法行政机关强制隔离戒毒工作规定》（中华人民共和国司法部令〔2013〕127号），司法行政机关强制隔离戒毒工作应当遵循以人为本、科学戒毒、综合矫治、关怀救助的原则，教育和挽救吸毒成瘾人员。戒毒人员体质测试工作要采用科学规范的技术、方式和方法，组织戒毒人员参加所确定的体质测试项目，监测戒毒人员的身体形态、身体机能、身体素质和运动能力等方面情况。动态分析体质测试结果，评估戒毒人员体质健康变化趋势，深度查找影响因素，从而有效地完善戒毒人员康复计划，提高戒毒康复工作的针对性、实效性和科学性。力争在戒毒工作中帮助戒毒人员增强体质，从生理和心理上摆脱毒瘾，健康地回归社会，成为一个对社会和家庭有用的人。

（二）任务

戒毒人员体质测试工作基本任务包括：体质测试、数据分析和结果反馈。

1. 体质测试

体质测试是指戒毒民警安排戒毒人员进行《国民体质测定标准》测试工作，具体任务如下。

（1）体质测试工作由康复训练中心总体负责实施，施测人员为负责康复训练的民警。

（2）测试前，康复训练中心相关人员提前准备好测试所需的设备器材，布置体质测试的场地，核对参加体质测试的戒毒人员名单，对于因故未能到场或因病暂时不能参加测试的戒毒人员做好记录工作，以备后续补测。

（3）康复训练中心负责人：测试现场的组织、协调、医务监督和安全保障工作等工作安排。康复训练中心民警需要向参加体质测试的戒毒人员说明测试要求与细则，施测民警在测试期间要认真填写"戒毒人员体质测试情况记录表"。戒毒人员体质测试情况记录表格式内容，可参考表1-1。

表1-1 戒毒人员体质测试情况记录表

| | | | | |
|---|---|---|---|---|
| 施测民警 | | | 测试时间 | |
| 带队民警 | | | 测试地点 | |
| 应测人数 | | | 实测人数 | |
| 缺测情况记录 | | 姓名 | 戒毒人员编号 | 缺测原因 |
| | | | | |
| | | | | |
| | | | | |
| | | | | |
| | | | | |
| | | | | |
| 测试现场情况记录 | | | | |

康复训练中心负责人签名：

年　月　日

2.数据分析

测试数据分析，是指康复训练中心负责体质测试工作的民警对现场测试所获得的数据进行统计整理，并与《国民体质测定标准》中对应人群及年龄段的数据指标进行对比分析。

3.结果反馈

结果反馈是指对各大队体质测试实施情况、数据上报情况、数据分析和结果等进行汇总反馈。

## 二、体质测试内容

### （一）测试指标

戒毒人员体质测试指标分为身体形态和成分、身体机能、身体素质指标三类。其中各类具体测试指标如下：

（1）身体形态和成分测试指标：身高、体重、BMI、身体成分。

（2）身体机能测试指标：肺活量、台阶试验指数、安静脉搏（心率）、血压。其中，安静脉搏（心率）和血压是依据戒毒工作实际需要，在《国民体质测定标准》之外附加的两项反映身体机能状况的指标。

（3）身体素质测试指标：握力、俯卧撑（男）、1分钟仰卧起坐（女）、纵跳、坐位体前屈、选择反应时、闭眼单脚站立。

### （二）年龄计算和阶段划分

戒毒人员体质测试的适用对象为 20 ～ 69 周岁的中国成年戒毒人员，年龄计算方法如下：

（1）测试时已过当年生日者：年龄 = 测试年 – 出生年；

（2）测试时未过当年生日者：年龄 = 测试年 – 出生年 –1。

戒毒人员依据年龄划分为三个阶段进行体质测试指标的选择：分别为20 ～ 39 岁、40 ～ 59 岁、60 ～ 69 岁的中国成年戒毒人员。不同年龄阶段对应相应的测试指标。戒毒人员体质测试年龄—指标对应内容，可参考表1-2。

表 1-2 戒毒人员体质测试年龄—指标对应表

| 类别 | 测试内容 | | |
|---|---|---|---|
| | 20 ～ 39（岁） | 40 ～ 59（岁） | 60 ～ 69（岁） |
| 身体形态和成分测试指标 | 身高<br>体重<br>BMI<br>身体成分 | 身高<br>体重<br>BMI<br>身体成分 | 身高<br>体重<br>BMI<br>身体成分 |

续表

| 类别 | 测试内容 | | |
|---|---|---|---|
| | 20～39（岁） | 40～59（岁） | 60～69（岁） |
| 身体机能测试指标 | 肺活量<br>台阶试验<br>安静脉搏（心率）<br>血压 | 肺活量<br>台阶试验<br>安静脉搏（心率）<br>血压 | 肺活量<br>安静脉搏（心率）<br>血压 |
| 身体素质测试指标 | 握力<br>俯卧撑（男）<br>1分钟仰卧起坐(女)<br>纵跳<br>坐位体前屈<br>选择反应时<br>闭眼单脚站立 | 握力<br>坐位体前屈<br>选择反应时<br>闭眼单脚站立 | 握力<br>坐位体前屈<br>选择反应时<br>闭眼单脚站立 |

### （三）测试仪器配置

依据 2019 年 6 月司法部戒毒局关于印发《运动戒毒工作指南（试行）》的要求，"对体检合格的戒毒人员进行体质测试，依照国民体质测定标准"。因此，依照《国民体质测定标准》，戒毒人员体质测试工作需要配置能够满足体质测试需要的仪器设备。目前我国的体质测试设备有分体式体质测试仪器和一体式体质测试仪器两类，其中分体式体质测试仪的品牌比较多。按照国民体质测试要求，必备的分体式体质测试仪器必须包括：身体形态类测试仪器（身高体重测试仪、人体成分分析仪），身体机能类测试仪器（肺活量测试仪、台阶试验评定指数测试仪）和身体素质测试仪器（握力测试仪、俯卧撑测试仪、仰卧起坐测试仪、纵跳测试仪、坐位体前屈测试仪、选择反应时测试仪、闭眼单脚站立测试仪）。另外，我国也自行研发生产了一体式体质测试仪。它借助我国自主研发的人工智能芯片、人体动作捕捉分析等先进技术，在体质测试的同时可以实现自动化动作跟踪分析和语音提示矫正指导，智能化程度非常高。一体式体质测试仪集各项体质测试指标于一体，可测试包括身高、体重、身体成分、血压、心率、血氧饱和度、肺活量、台阶试验、握力、俯卧撑（男）、1分钟仰卧起坐（女）、纵跳、坐位体前屈、选择反应时和闭眼单脚站立等指标。

### （四）免予测试申报流程

按照全国统一的司法行政戒毒工作基本模式的相关要求，戒毒人员从教育适应区到回归指导区应该进行不少于3次的体质测试。戒毒人员因伤、病、残等原因无法参加体质测试的，应提出免予测试申请，填写免予测试申请表，经由所在大队教育副队长确认签字后提交康复训练中心负责人审核，报分管副所长审批后免予执行体质测试，并保存申请表。免予测试申请表可参考表1-3。

表1-3　免予测试申请表

| 姓　　名 | | 性　　别 | | 戒毒人员编号 | |
|---|---|---|---|---|---|
| 所在大队 | | 民　　族 | | 出生日期 | |
| 免予测试申请原因 | | | | 申请人：<br>　　　年　月　日 | |
| 教育副队长签字 | | | 戒毒人员签字 | | |
| 康复训练中心意见 | | | | 年　月　日 | |

续表

| 分管副所长意见 | |
| --- | --- |
| | 年　月　日 |

# 三、体质测试的组织与安排

## （一）组织管理

### 1.队伍组建与培训

各强制隔离戒毒所根据体质测试工作的实际情况，组建体质测试队伍，尽量做到人员稳定、专业结构合理。分管副所长负责总体的组织、协调和验收等工作；康复训练中心民警承担相应的测试、分析、汇总和反馈等任务；至少安排1名专业医务人员负责测试现场的医务保障工作，确保发生意外伤害事故时能够及时进行处理；各大队安排专人进行体质测试工作的联络和对接。

参与体质测试工作任务的戒毒民警由各省戒毒局组织培训，培训主要内容包括：体质测试的目的及任务，组织安排，工作方案的制订实施，体质测试方法及器材的使用，测试数据的记录、评估以及分析，统计和反馈等。

### 2.分区分次测试

戒毒人员体质测试工作由康复训练中心统筹安排、协调。教育适应区相关负责民警提供新入所戒毒人员名单，并根据教育适应区工作安排，开展戒毒人员第1次体质测试；戒毒人员由教育适应区转入康复巩固区后，诊断评估中心应当及时与康复训练中心对接，更新戒毒人员分区情况，康复训练中心根据实际情况，分批次对康复巩固区戒毒人员进行第2次体质测试；当戒毒人员转入回归指导区后，回归指导区相关负责民警应当及时将戒毒人员名单报送至康复训练中心，并由康复训练中心组织安排戒毒人员进行第 3 次体质测试。戒毒人员体质测试完成后，康复训练中心分析汇总测试结果及身心健康评估情况，科学合理地安排运动康复训练，并及时报送至诊断评估中心，为戒毒人员评估流转提供相关依据。

（二）现场安排

体质测试场地地面要求平坦、宽敞，光线明亮，有利于测试仪器的摆放、人员的组织和分流。体质测试器材使用前须由专业技术人员按照使用要求进行安装、调试和校验，确保测试仪器能正常使用。

体质测试现场需要再次核对戒毒人员身份信息、筛查戒毒人员体质测试风险，排查测试现场因伤、病或其他原因不能参加体质测试的戒毒人员，最终确认能够安全有效地参加体质测试的人员名单。之后引导戒毒人员有序进入体质测试场地，科学合理地依照测试项目的顺序展开测试。由于体质测试结果是戒毒人员进行运动戒毒康复训练的重要依据，而测试项目的顺序会直接影响测试结果。研究证实，身高、体重、肺活量以及身体成分测试对其他测试项目没有显著的影响；俯卧撑（男）、握力和选择反应时相互之间有影响；纵跳和闭眼单脚站立相互影响；台阶试验对于其他指标的测试成绩均会产生比较明显的影响。因此，俯卧撑（男）、握力和选择反应时不要连续测试，纵跳和闭眼单脚站立不要连续测试，台阶试验应安排在最后比较合理。推荐参考戒毒人员体质测试项目顺序示意图（图 1–1）开展测试。

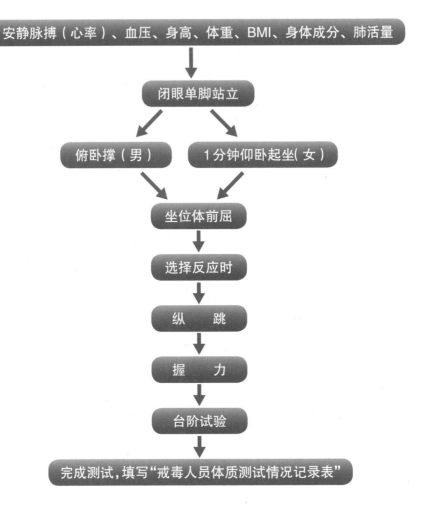

图 1-1　戒毒人员体质测试项目顺序示意图

# 第二章

# 戒毒人员健康信息管理

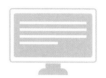

　　健康是体质状况的反映和表现，科学有效的健康信息管理是保障运动戒毒体质测试工作开展的重要环节。健康信息是指与人的健康或疾病相关的信息总和，其管理过程由一系列的任务组成，主要包括健康信息资料的采集，健康信息的组织、传递和利用等。戒毒人员健康信息管理是对戒毒人员的健康信息进行全面管理的过程，通过收集戒毒人员健康信息，可以评价戒毒人员健康状况，从而制订健康计划、实施戒毒康复训练工作，达到改善其健康状况、提高生命质量和降低复吸率的目的。戒毒人员健康信息管理主要内容包括：戒毒人员个人档案管理、健康体检信息管理、戒毒人员心理健康评估、药物滥用调查等方面。

## 一、戒毒人员个人档案管理

　　《司法行政机关强制隔离戒毒工作规定》（中华人民共和国司法部令〔2013〕127号）第三章第十四条指出："强制隔离戒毒所接收戒毒人员，应当填写强制隔离戒毒人员入所登记表，查收戒毒人员在公安机关强制隔离戒毒期间的相关材料。"戒毒人员档案管理的主要内容，就是做好基本信息登记。

　　（一）基本信息登记

　　1. 姓名栏

　　在接收戒毒人员时要核实戒毒人员身份姓名，填写时字迹清楚端正，少数民族应填写汉语译名。

2. 出生年月栏

戒毒人员的出生年月以公历时间为准,一般以"强制隔离戒毒人员决定书"或居民身份证号码中所记载的出生年月为准进行登记。

3. 民族栏

填写民族的全称,如:汉族、苗族、布依族、黎族等。不能简称为"汉""苗""布依""黎"等。

4. 别名栏

是指除身份证上的正规名字以外的曾用名、代名、绰号、笔名、乳名等。

5. 籍贯栏

是指戒毒人员的"原籍"或"祖籍"。

6. 入所前职业栏

戒毒人员在被公安机关抓获,执行强制隔离戒毒决定前所从事的具体工作及工作状况。

7. 入所前工作单位栏

戒毒人员在被公安机关抓获,执行强制隔离戒毒决定前所在工作单位的名称和地址。

8. 文化程度栏

文化程度以国家承认的最高学历为准。根据国家文化程度代码标准,文化程度从大类上可分为研究生,大学本科(简称本科),大学专科和专科学校,中等专业学校(简称中专)或中等技术学校(简称中技)、技工学校,高中,初中,小学,文盲或半文盲。

9. 婚姻状况栏

根据戒毒人员的实际婚姻状况填入。一般分为未婚、已婚、离异、丧偶四种状况。

10. 户籍所在地、住址栏

必须清楚详细地填写戒毒人员的户籍所在地、住址,不能简写或缩写。

11. 上传照片栏

照片要统一格式，如近期 1 寸免冠照片。

12. 前科情况

在相应处填写戒毒人员入所前的服刑、社区戒毒、强制戒毒、强制隔离戒毒的次数。

13. 吸毒史

在相应处填写戒毒人员首次吸毒时间、吸毒方式、吸毒种类、吸毒年限。

14. 强制隔离戒毒期限

本次强制戒毒开始时间及结束时间、入所日期。

15. 本人简介

戒毒人员个人情况，一般是从小学阶段开始按照时间顺序填写，一直写到本次决定强制隔离戒毒前为止。

16. 违法记录栏

主要填写戒毒人员历次的违法犯罪记录（管制、拘役、徒刑、劳教、强制隔离戒毒），按照时间顺序填写。

17. 家庭成员栏

填写直系亲属，如父母、配偶、子女。

以上均为必填 / 必选项，如果没有相关信息则填写"无"。

（二）基本信息登记示例表

戒毒人员的基本信息登记表可参考表 2-1。

表 2-1　戒毒人员的基本信息登记表

| 姓名 | | 别名 | | 性别 | | |
|---|---|---|---|---|---|---|
| 民族 | | 出生年月 | | 籍贯 | | 近期 1 寸免冠照片 |
| 婚姻状况 | □未婚 □已婚 □离婚 □丧偶 | | | 文化程度 | | |
| 身份证号 | | | | | | |

续表

| | | | |
|---|---|---|---|
| 原工作单位或学校 | | 地址、联系电话 | |
| 户籍地 | | 户籍地详细地址 | |
| 强制隔离戒毒决定机关 | | 移送机关 | |
| 办案警察 | | 联系电话 | |
| 前科情况 | 服刑 _____ 次，社区戒毒 _____ 次，强制戒毒 _____ 次，强制隔离戒毒 _____ 次 | | |
| 吸毒史 | 首次吸毒时间 | | 吸毒方式 | |
| | 滥用毒品种类 | 传统毒品 □海洛因 □鸦片 □大麻 □其他<br>请注明 _____<br>合成毒品 □氯胺酮 □冰毒 □摇头丸 □其他<br>请注明 _____ | | |
| | 吸毒年限 | □1年以下 □1～2年 □2～3年 □3～5年 □5～10年<br>□10年以上 | | |
| 强制隔离戒毒期限 | 自 年 月 日起<br>至 年 月 日止 | 入所日期 | |
| 本人简历 | | | |
| 违法犯罪记录 | | | |

续表

| | 姓名 | 与本人关系 | 工作单位及职位 |
|---|---|---|---|
| 家庭成员 | | | |
| | | | |
| | | | |
| | | | |
| | | | |

## 二、戒毒人员健康体检信息管理

依据《司法行政机关强制隔离戒毒工作规定》（中华人民共和国司法部令〔2013〕127号）发布第三章第十二条："强制隔离戒毒所接收戒毒人员时，应当核对戒毒人员身份，进行必要的健康检查，填写强制隔离戒毒人员入所健康状况检查表。"第四章第三十六条："强制隔离戒毒所应当定期对戒毒人员进行身体检查。对患有疾病的戒毒人员，应当及时治疗。"戒毒人员健康体检信息管理是用于戒毒人员入所初、隔离戒毒期间、出所前的体检信息添加，录入信息基本包括以下各方面内容。

（一）基本信息

戒毒人员健康体检基本信息包括：体检日期、姓名、性别、年龄、体检编号、既往史（既往的健康状况和所患疾病的病史）。

（二）药物滥用史

（1）滥用药物种类：海洛因、冰毒、摇头丸、其他（需要注明）。

（2）末次滥用药物时间：年、月、日。

（3）吸毒史：有/无。选择有则继续选择吸毒方式：烫吸、注射或其他。

（4）戒毒史：有/无。选择有则填写强制戒毒次数、自愿戒毒次数。

（三）医院健康体检

1. 一般情况

（1）身高（cm）、体重（kg）、身体质量指数（BMI）。

（2）营养：良好、一般、差。

（3）血压：毫米汞柱（mmHg）。

（4）皮肤：无损害、文身、疤痕、灼痕、其他（需要注明）。

（5）淋巴肿大：有/无，选择有则需要注明。

2. 头部

（1）眼：正常、异常（需要注明）。

（2）耳朵：正常、异常（需要注明）。

（3）鼻：正常、异常（需要注明）。

（4）牙齿：正常、龋齿、缺牙、残根、其他异常（需要注明）。

（5）咽部：充血（有/无）。

（6）扁桃体：正常、肿大、脓点。

3. 颈部

（1）甲状腺：正常、肿大（需要注明原因）。

（2）结节：有/无，选择有则需要注明。

4. 胸部

（1）外形：正常、扁平胸、桶状胸、鸡胸、其他异常（需要注明）。

（2）肺：正常、异常（需要注明）。

（3）心率：次/分、规则、不规则（需要注明）。

（4）其他：如有其他情况需要注明。

5. 腹部

（1）外形：平坦、膨隆、舟状腹、压痛（无/有，有则需要注明）、反跳痛（无/有，有则需要注明）。

（2）肝：正常、异常（需要注明）。

（3）脾：正常、异常（需要注明）。

（4）肾区叩痛：有/无。

（5）其他：如有其他情况需要注明。

6. 运动系统

（1）脊椎：正常、异常（需要注明）。

（2）四肢：正常、异常（需要注明）。

7. 神经系统

（1）头颅：正常、异常（需要注明）。

（2）感觉功能：正常、异常（需要注明）。

（3）病理反射：正常、异常（需要注明）。

（4）其他：如有其他情况需要注明。

8. 精神检查

（1）合作程度：合作、欠合作、不合作、抗拒。

（2）意识状况：正常、异常（需要注明）。

（3）情感活动：正常、低落、焦虑、情绪不稳定、自伤或自杀念头、其他异常（需要注明）。

（4）意志行为：正常、意志减退、自伤或自杀行为、其他异常（需要注明）。

（5）其他：如有其他情况需要注明。

9. 辅助检查

（1）HIV 抗体检测：阴性、阳性、未测。

（2）梅毒螺旋体抗体检测：阴性、阳性、未测。

（3）尿液毒品检测：阴性、阳性、未测。

（4）尿道分泌物涂片检测：阴性、阳性、未测。

（5）肝功能检测。

（6）放射检查。

（7）超声波检查。

（8）心电图检查。

（9）其他（有则注明）。

10. 体检结果

体检医生评定、签名、签字日期。

11. 医院意见

医院出具的意见、负责人签名、签名日期。

12. 备注

如有其他情况需要注明。

（四）戒毒人员健康体检表

戒毒人员健康体检表可参考表2-2。

表2-2　戒毒人员健康体检表

| 检查日期：　　　年　　月　　　日 | | | | | | | |
|---|---|---|---|---|---|---|---|
| 姓名 | | 性别 | | 年龄 | | 编号 | |
| 既往史 | | | | | | | |
| 药物滥用史 | 滥用药物种类 | □海洛因 □冰毒 □摇头丸 □其他 请注明＿＿＿＿＿＿＿ | | | | | |
| | 末次滥用药物 | □□□□年□□月□□日 | | | | | |
| | 吸毒史 | □□年 | 吸毒方式 | | □烫吸 □注射 □其他 | | |
| | 戒毒史 | □无 □有；强制戒毒□□次 自愿戒毒□□次 | | | | | |
| 一般情况 | 身高 | 厘米 | 体重 | | 千克 | 身体质量指数 | |
| | 营养 | □良好 □一般 □差 | | | 血压 | | 毫米汞柱 |
| | 皮肤 | □无损害 □文身 □伤疤 □灼痕 □其他 请注明＿＿＿＿＿＿＿＿＿＿＿ | | | | | |
| | 淋巴结肿大 | □无 □有，请注明＿＿＿＿＿＿＿＿＿＿＿＿ | | | | | |

续表

| | | | |
|---|---|---|---|
| 头部 | 眼 | □正常 □异常，异常情况请说明 _____ | |
| | 耳 | □正常 □异常，异常情况请说明 _____ | |
| | 鼻 | □正常 □出血 □中隔穿孔请注明 _____ | |
| | 牙齿 | □正常 □龋齿 □缺牙 □残根，其他异常 请注明 _____ | |
| | 咽部 | 充血 □无 □有 | 扁桃体 □正常 □肿大 □脓点 |
| 颈部 | 甲状腺 | □正常 □肿大 请注明 _____<br>结节：□无 □有 请注明 _____ | |
| 胸部 | 外形 | □正常 □扁平胸 □桶状胸 □鸡胸<br>□其他异常请注明 | |
| | 肺 | □正常 □异常，异常情况请注明 _____ | |
| | 心率 | □□□次/分，心率：□规则 □不规则 请注明情况 _____ | |
| | 其他 | | |
| 腹部 | 外形 | □平坦 □膨隆<br>□舟状腹 | 压痛：□无 □有请注明 _____<br>反跳痛：□无 □有请注明 _____ |
| | 肝 | □正常 □异常，异常情况请说明 _____ | |
| | 脾 | □正常 □异常，异常情况请说明 _____ | |
| | 肾区扣痛 | □无 □有，异常情况请说明 _____ | |
| | 其他 | | |
| 既往史 | | | |
| 运动系统 | 脊椎 | □正常 □异常，异常请说明情况 _____ | |
| | 四肢 | □正常 □异常，异常请说明情况 _____ | |
| 神经系统 | 头颅 | □正常 □异常，异常请说明情况 _____ | |
| | 感觉功能 | □正常 □异常，异常请说明情况 _____ | |
| | 病理反射 | □正常 □异常，异常请说明情况 _____ | |
| | 其他 | | |

续表

| | | | | |
|---|---|---|---|---|
| 精神检查 | 合作程度 | □合作 □欠合作 □不合作 □抗拒 | | |
| | 意识状况 | □正常 □异常，异常情况请说明 ＿＿＿＿＿＿＿＿＿＿＿ | | |
| | 情感活动 | □正常 □低落 □焦虑 □情绪不稳定 □自伤或自杀念头 □其他异常，请说明 ＿＿＿＿＿＿＿＿ | | |
| | 意志行为 | □正常 □意志减退 □自伤或自杀行为<br>□其他异常，请说明 ＿＿＿＿＿＿＿＿＿＿＿ | | |
| | 其他 | | | |
| 辅助检查 | HIV抗体检测 | □阴性 □阳性 未测 | 梅毒螺旋体抗体检测 | □阴性 □阳性 未测 |
| | 尿液毒品检测 | □阴性 □阳性 未测 | 尿道分泌物涂片检测 | □阴性 □阳性 未测 |
| | 肝功能检查 | | | |
| | 放射检查 | | | |
| | 超声波检查 | | | |
| | 心电图检查 | | | |
| | 其他 | | | |
| 体检结果 | | 医师签名：<br>　　　年　　月　　日 | | |

续表

| | |
|---|---|
| 医院意见 | 负责人签名：<br>年　　月　　日 |
| 备注 | |

注：此表格可用于入所前、隔离戒毒期间、出所前的健康体检表记录使用。

## 三、戒毒人员心理健康评估

依据《司法行政机关强制隔离戒毒工作规定》（中华人民共和国司法部令〔2013〕127号）发布第五章第三十九条："强制隔离戒毒所应当建立戒毒人员心理健康档案，开展心理健康教育，提供心理咨询，对戒毒人员进行心理治疗；对心理状态严重异常或者有行凶、自伤、自残等危险倾向的戒毒人员应当实施心理危机干预。"针对戒毒人员的心理健康评估可以通过心理评估量表完成，也可以进行面对面咨询，填写相关心理评估信息。

### （一）心理评估量表

心理评估又称为心理测量，是指依据一定的心理学理论，使用一定的操作程序，给人的能力、人格及心理健康等心理特性和行为确定出一种数量化的价值。目前用于心理测量的各种心理测验和心理量表有很多，常用于戒毒人员心理健康评估的有：SCL90-症状自评量表（90症状清单）、抑郁自评量表（self-rating depression scale，SDS）、焦虑自评量表（self-rating anxiety scale，SAS），以及综合评估量表-药物成瘾者生命质量测定量表

（quality of life scale for drug addicts, QOL-DA）等。

### 1.SCL90- 症状自评量表

SCL90- 症状自评量表（表 2-3）是为了评定个体在感觉、情绪、思维、行为直至生活习惯、人际关系、饮食睡眠等方面的心理健康症状而设计的。该量表包括90个条目，共包含躯体化、强迫症状、人际关系敏感、抑郁、焦虑、敌对、恐怖、偏执和精神病性9个分量表。量表测试得分结果，总分超过160分，或阳性项目数超过43项，或任一因子分超过2分，须考虑筛选阳性，应考虑进一步检查。

表 2-3　SCL90 - 症状自评量表

| 1. 头痛 | □没有 □很轻 □中等 □偏重 □严重 |
| --- | --- |
| 2. 神经过敏，心中不踏实 | □没有 □很轻 □中等 □偏重 □严重 |
| 3. 头脑中有不必要的想法或字句盘旋 | □没有 □很轻 □中等 □偏重 □严重 |
| 4. 头昏或昏倒 | □没有 □很轻 □中等 □偏重 □严重 |
| 5. 对异性的兴趣减退 | □没有 □很轻 □中等 □偏重 □严重 |
| 6. 对旁人责备求全 | □没有 □很轻 □中等 □偏重 □严重 |
| 7. 感到别人能控制你的思想 | □没有 □很轻 □中等 □偏重 □严重 |
| 8. 责怪别人制造麻烦 | □没有 □很轻 □中等 □偏重 □严重 |
| 9. 记忆力差 | □没有 □很轻 □中等 □偏重 □严重 |
| 10. 担心自己的衣饰整齐及仪态的端正 | □没有 □很轻 □中等 □偏重 □严重 |
| 11. 容易烦恼和激动 | □没有 □很轻 □中等 □偏重 □严重 |
| 12. 胸痛 | □没有 □很轻 □中等 □偏重 □严重 |
| 13. 害怕空旷的场所或街道 | □没有 □很轻 □中等 □偏重 □严重 |
| 14. 感到自己的精力下降，活动减慢 | □没有 □很轻 □中等 □偏重 □严重 |
| 15. 想结束自己的生命 | □没有 □很轻 □中等 □偏重 □严重 |
| 16. 听到旁人听不到的声音 | □没有 □很轻 □中等 □偏重 □严重 |
| 17. 发抖 | □没有 □很轻 □中等 □偏重 □严重 |
| 18. 感到大多数人都不可信任 | □没有 □很轻 □中等 □偏重 □严重 |
| 19. 胃口不好 | □没有 □很轻 □中等 □偏重 □严重 |

续表

| 20. 容易哭泣 | □没有 □很轻 □中等 □偏重 □严重 |
|---|---|
| 21. 同异性相处时感到害羞不自在 | □没有 □很轻 □中等 □偏重 □严重 |
| 22. 感到受骗，中了圈套或有人想抓您 | □没有 □很轻 □中等 □偏重 □严重 |
| 23. 无缘无故地突然感到害怕 | □没有 □很轻 □中等 □偏重 □严重 |
| 24. 自己不能控制地大发脾气 | □没有 □很轻 □中等 □偏重 □严重 |
| 25. 怕单独出门 | □没有 □很轻 □中等 □偏重 □严重 |
| 26. 经常责怪自己 | □没有 □很轻 □中等 □偏重 □严重 |
| 27. 腰痛 | □没有 □很轻 □中等 □偏重 □严重 |
| 28. 感到难以完成任务 | □没有 □很轻 □中等 □偏重 □严重 |
| 29. 感到孤独 | □没有 □很轻 □中等 □偏重 □严重 |
| 30. 感到苦闷 | □没有 □很轻 □中等 □偏重 □严重 |
| 31. 过分担忧 | □没有 □很轻 □中等 □偏重 □严重 |
| 32. 对事物不感兴趣 | □没有 □很轻 □中等 □偏重 □严重 |
| 33. 感到害怕 | □没有 □很轻 □中等 □偏重 □严重 |
| 34. 感情容易受到伤害 | □没有 □很轻 □中等 □偏重 □严重 |
| 35. 旁人能知道您的私下想法 | □没有 □很轻 □中等 □偏重 □严重 |
| 36. 感到别人不理解您不同情您 | □没有 □很轻 □中等 □偏重 □严重 |
| 37. 感到人们对您不友好，不喜欢您 | □没有 □很轻 □中等 □偏重 □严重 |
| 38. 做事必须做得很慢以保证做得正确 | □没有 □很轻 □中等 □偏重 □严重 |
| 39. 心跳得很厉害 | □没有 □很轻 □中等 □偏重 □严重 |
| 40. 恶心或胃部不舒服 | □没有 □很轻 □中等 □偏重 □严重 |
| 41. 感到比不上他人 | □没有 □很轻 □中等 □偏重 □严重 |
| 42. 肌肉酸痛 | □没有 □很轻 □中等 □偏重 □严重 |
| 43. 感到有人在监视您、谈论您 | □没有 □很轻 □中等 □偏重 □严重 |
| 44. 难以入睡 | □没有 □很轻 □中等 □偏重 □严重 |
| 45. 做事必须反复检查 | □没有 □很轻 □中等 □偏重 □严重 |
| 46. 难以作出决定 | □没有 □很轻 □中等 □偏重 □严重 |
| 47. 怕乘电车、公共汽车、地铁或火车 | □没有 □很轻 □中等 □偏重 □严重 |
| 48. 呼吸有困难 | □没有 □很轻 □中等 □偏重 □严重 |

续表

| 49. 一阵阵发冷或发热 | □没有 □很轻 □中等 □偏重 □严重 |
|---|---|
| 50. 因为感到害怕而避开某些东西，场合或活动 | □没有 □很轻 □中等 □偏重 □严重 |
| 51. 脑子变空了 | □没有 □很轻 □中等 □偏重 □严重 |
| 52. 身体发麻或刺痛 | □没有 □很轻 □中等 □偏重 □严重 |
| 53. 喉咙有梗塞感 | □没有 □很轻 □中等 □偏重 □严重 |
| 54. 感到对前途没有希望 | □没有 □很轻 □中等 □偏重 □严重 |
| 55. 不能集中注意力 | □没有 □很轻 □中等 □偏重 □严重 |
| 56. 感到身体的某一部分较弱无力 | □没有 □很轻 □中等 □偏重 □严重 |
| 57. 感到紧张或容易紧张 | □没有 □很轻 □中等 □偏重 □严重 |
| 58. 感到手或脚发沉 | □没有 □很轻 □中等 □偏重 □严重 |
| 59. 想到有关死亡的事 | □没有 □很轻 □中等 □偏重 □严重 |
| 60. 吃得太多 | □没有 □很轻 □中等 □偏重 □严重 |
| 61. 当别人看着您或谈论您时感到不自在 | □没有 □很轻 □中等 □偏重 □严重 |
| 62. 有一些不属于您自己的想法 | □没有 □很轻 □中等 □偏重 □严重 |
| 63. 有想打人或伤害他人的冲动 | □没有 □很轻 □中等 □偏重 □严重 |
| 64. 醒得太早 | □没有 □很轻 □中等 □偏重 □严重 |
| 65. 必须反复洗手、点数目或触摸某些东西 | □没有 □很轻 □中等 □偏重 □严重 |
| 66. 睡得不稳不深 | □没有 □很轻 □中等 □偏重 □严重 |
| 67. 有想摔坏或破坏东西的冲动 | □没有 □很轻 □中等 □偏重 □严重 |
| 68. 有一些别人没有的想法或念头 | □没有 □很轻 □中等 □偏重 □严重 |
| 69. 感到对别人神经过敏 | □没有 □很轻 □中等 □偏重 □严重 |
| 70. 在商店或电影院等人多的地方感到不自在 | □没有 □很轻 □中等 □偏重 □严重 |
| 71. 感到任何事情都很难做 | □没有 □很轻 □中等 □偏重 □严重 |
| 72. 一阵阵恐惧或惊恐 | □没有 □很轻 □中等 □偏重 □严重 |
| 73. 感到在公共场合吃东西很不舒服 | □没有 □很轻 □中等 □偏重 □严重 |

续表

| 74. 经常与人争论 | □没有 □很轻 □中等 □偏重 □严重 |
|---|---|
| 75. 单独一人时神经很紧张 | □没有 □很轻 □中等 □偏重 □严重 |
| 76. 别人对您的成绩没有作出恰当的评价 | □没有 □很轻 □中等 □偏重 □严重 |
| 77. 即使和别人在一起也感到孤单 | □没有 □很轻 □中等 □偏重 □严重 |
| 78. 感到坐立不安心神不宁 | □没有 □很轻 □中等 □偏重 □严重 |
| 79. 感到自己没有什么价值 | □没有 □很轻 □中等 □偏重 □严重 |
| 80. 感到熟悉的东西变成陌生或不像是真的 | □没有 □很轻 □中等 □偏重 □严重 |
| 81. 大叫或摔东西 | □没有 □很轻 □中等 □偏重 □严重 |
| 82. 害怕会在公共场合昏倒 | □没有 □很轻 □中等 □偏重 □严重 |
| 83. 感到别人想占您的便宜 | □没有 □很轻 □中等 □偏重 □严重 |
| 84. 为一些有关"性"的想法而很苦恼 | □没有 □很轻 □中等 □偏重 □严重 |
| 85. 认为应该因为自己的过错而受到惩罚 | □没有 □很轻 □中等 □偏重 □严重 |
| 86. 感到要赶快把事情做完 | □没有 □很轻 □中等 □偏重 □严重 |
| 87. 感到自己的身体有严重问题 | □没有 □很轻 □中等 □偏重 □严重 |
| 88. 从未感到和其他人很亲近 | □没有 □很轻 □中等 □偏重 □严重 |
| 89. 感到自己有罪 | □没有 □很轻 □中等 □偏重 □严重 |
| 90. 感到自己的脑子有毛病 | □没有 □很轻 □中等 □偏重 □严重 |

### 2. 抑郁自评量表

抑郁自评量表（表2-4）是一种测量抑郁的工具，量表使用简便并可直观地反映抑郁患者的主观感受，适用于具有抑郁症状的成年人。量表内容包括精神性—情感症状2个项目，躯体性障碍8个项目，精神运动性障碍2个项目，抑郁性心理障碍8个项目，共计20个项目。若为正向评分题，依次评为1、2、3、4分；反向评分题则评为4、3、2、1。待评定结束后，把20个项目中的各项分数相加得到粗分（X），然后将粗分乘以1.25以后取整数部分，就得标准分（Y）。按照中国常模结果，抑郁自评量表标准分的分界值为 53 分，其中 53 ~ 62 分为轻度抑郁，63 ~ 72 分为中度抑郁，73 分以上为重度抑郁。

表 2-4　抑郁自评量表（SDS）

| 题目 | 没有或很少时间 | 小部分时间 | 相当多时间 | 绝大部分或全部时间 |
|---|---|---|---|---|
| 1. 我觉得闷闷不乐，情绪低沉 | ☐ | ☐ | ☐ | ☐ |
| 2. 我觉得一天之中早晨最好 | ☐ | ☐ | ☐ | ☐ |
| 3. 我一阵阵地哭出来或是想哭 | ☐ | ☐ | ☐ | ☐ |
| 4. 我晚上睡眠不好 | ☐ | ☐ | ☐ | ☐ |
| 5. 我吃得和平时一样多 | ☐ | ☐ | ☐ | ☐ |
| 6. 我与异性接触时和以往一样感到愉快 | ☐ | ☐ | ☐ | ☐ |
| 7. 我发觉我的体重在下降 | ☐ | ☐ | ☐ | ☐ |
| 8. 我有便秘的苦恼 | ☐ | ☐ | ☐ | ☐ |
| 9. 我心跳比平时快 | ☐ | ☐ | ☐ | ☐ |
| 10. 我无缘无故感到疲乏 | ☐ | ☐ | ☐ | ☐ |
| 11. 我的头脑和平时一样清楚 | ☐ | ☐ | ☐ | ☐ |
| 12. 我觉得经常做的事情并没有困难 | ☐ | ☐ | ☐ | ☐ |
| 13. 我觉得不安且平静不下来 | ☐ | ☐ | ☐ | ☐ |
| 14. 我对将来抱有希望 | ☐ | ☐ | ☐ | ☐ |
| 15. 我比平常容易激动 | ☐ | ☐ | ☐ | ☐ |
| 16. 我觉得作出决定是容易的 | ☐ | ☐ | ☐ | ☐ |
| 17. 我觉得自己是个有用的人，有人需要我 | ☐ | ☐ | ☐ | ☐ |
| 18. 我的生活过得很有意思 | ☐ | ☐ | ☐ | ☐ |
| 19. 我认为如果我死了别人会生活得更好些 | ☐ | ☐ | ☐ | ☐ |
| 20. 平常感兴趣的事我仍然照样感兴趣 | ☐ | ☐ | ☐ | ☐ |

### 3. 焦虑自评量表

焦虑自评量表（表2-5）从量表结构的形式到具体评定方法，都与抑郁自评量表（SDS）十分相似，它用于评定病人焦虑的主观感受及其在治疗中的变化，适用于具有焦虑症状的成年人。本量表含有 20 个反映焦虑主观感受的项目，每个项目按症状出现的频度分为 4 级评分，若为正向评分题，依次评为粗分 1、2、3、4 分；反向评分题，则评为 4、3、2、1 分。20 个项目得分相加即得粗分（X），经过公式换算，即用粗分乘以 1.25 以后取整数部分，得到标准分（Y）。按照中国常模结果，焦虑自评量表标准差的分界值为 50 分，其中 50～59 分为轻度焦虑，60～69 分为中度焦虑，69 分以上为重度焦虑。

表 2-5　焦虑自评量表（SAS）

| 题目 | 没有或很少时间 | 小部分时间 | 相当多时间 | 绝大部分或全部时间 |
|---|---|---|---|---|
| 1. 我觉得比平常容易紧张和着急（焦虑） | ☐ | ☐ | ☐ | ☐ |
| 2. 我无缘无故地感到害怕（害怕） | ☐ | ☐ | ☐ | ☐ |
| 3. 我容易心里烦乱或觉得惊恐（惊恐） | ☐ | ☐ | ☐ | ☐ |
| 4. 我觉得我可能将要发疯（发疯感） | ☐ | ☐ | ☐ | ☐ |
| 5. 我觉得一切都很好，也不会发生什么不幸（不幸预感） | ☐ | ☐ | ☐ | ☐ |
| 6. 我手脚发抖打战（手足颤抖） | ☐ | ☐ | ☐ | ☐ |
| 7. 我因为头疼、头颈痛和背痛而苦恼（头疼） | ☐ | ☐ | ☐ | ☐ |
| 8. 我感到容易衰弱和疲乏（乏力） | ☐ | ☐ | ☐ | ☐ |
| 9. 我觉得心平气和，并且容易安静坐着（静坐不能） | ☐ | ☐ | ☐ | ☐ |
| 10. 我觉得心跳得很快（心悸） | ☐ | ☐ | ☐ | ☐ |

续表

| 题目 | 没有或很少时间 | 小部分时间 | 相当多时间 | 绝大部分或全部时间 |
|---|:---:|:---:|:---:|:---:|
| 11. 我因为一阵阵头晕而苦恼（头晕） | ☐ | ☐ | ☐ | ☐ |
| 12. 我有晕倒发作或觉得要晕倒似的（晕厥感） | ☐ | ☐ | ☐ | ☐ |
| 13. 我呼气、吸气都感到很容易（呼吸困难） | ☐ | ☐ | ☐ | ☐ |
| 14. 我手脚麻木和刺痛（手足刺痛） | ☐ | ☐ | ☐ | ☐ |
| 15. 我因为胃痛和消化不良而苦恼（胃痛和消化不良） | ☐ | ☐ | ☐ | ☐ |
| 16. 我常常要小便（尿意频数） | ☐ | ☐ | ☐ | ☐ |
| 17. 我的手脚常常是干燥温暖的（多汗） | ☐ | ☐ | ☐ | ☐ |
| 18. 我脸红发热（面部潮红） | ☐ | ☐ | ☐ | ☐ |
| 19. 我容易入睡，并且一夜睡得很好（睡眠障碍） | ☐ | ☐ | ☐ | ☐ |
| 20. 我做噩梦（噩梦） | ☐ | ☐ | ☐ | ☐ |

4. 药物成瘾者生命质量测定量表

药物成瘾者生命质量测定量表（表 2-6）主要用于戒毒人员的生命质量评定，以便探讨不同戒毒模式及不同康复手段的生命质量的变化规律以及影响因素。该量表包括精神心理功能（包括情绪、认知、自尊等）外，躯体机能（主要包括躯体运动、睡眠与精力等），社会功能（包括社会支持和适应、家庭与工作等）和戒断症状及毒副作用 4 个维度。量表为自评式，评分方式采用 5 级评定法，条目 33 ~ 40 为正向条目，直接计 1 ~ 5 分；其余为 33 逆向条目，计分方式为反向计分。

表 2-6　药物成瘾者生命质量测定量表（QOL-DA）

> 请先填您的一些基本情况，然后仔细阅读每一条目，根据最近一星期内您的实际情况或感觉（有无及轻重程度），在 5 个方格中选择一格，画一个钩"√"。

姓名（编号）：_____　　性别：_____　　填表日期：_____

| 题目 | 答案 | | | | |
|---|---|---|---|---|---|
| | 没有 1 | 很轻 2 | 中等 3 | 较重 4 | 严重 5 |
| 1. 您感到自己精力下降、活动减慢吗？ | ☐ | ☐ | ☐ | ☐ | ☐ |
| 2. 您感到身体某些部位软弱无力吗？ | ☐ | ☐ | ☐ | ☐ | ☐ |
| 3. 您感到头昏眼花或晕眩吗？ | ☐ | ☐ | ☐ | ☐ | ☐ |
| 4. 您的性欲或对异性的兴趣减退了吗？ | ☐ | ☐ | ☐ | ☐ | ☐ |
| 5. 您是否感到记忆力下降 | ☐ | ☐ | ☐ | ☐ | ☐ |
| 6. 您是否感到事事都很费力 | ☐ | ☐ | ☐ | ☐ | ☐ |
| 7. 您感到寂寞孤独吗？ | ☐ | ☐ | ☐ | ☐ | ☐ |
| 8. 您感到忧郁苦闷吗？ | ☐ | ☐ | ☐ | ☐ | ☐ |
| 9. 您对未来感到失望吗？ | ☐ | ☐ | ☐ | ☐ | ☐ |
| 10. 您感到大多数人都不可信任吗？ | ☐ | ☐ | ☐ | ☐ | ☐ |
| 11. 您感到自己没有什么价值吗？ | ☐ | ☐ | ☐ | ☐ | ☐ |
| 12. 您感到别人不理会您、不同情您吗？ | ☐ | ☐ | ☐ | ☐ | ☐ |
| 13. 您在单位（家里）的地位因吸毒而受影响吗？ | ☐ | ☐ | ☐ | ☐ | ☐ |
| 14. 您要依赖某些物质(酒、药品)才感到舒服吗？ | ☐ | ☐ | ☐ | ☐ | ☐ |

续表

| 题目 | 答案 | | | | |
|------|------|------|------|------|------|
| | 没有<br>1 | 很轻<br>2 | 中等<br>3 | 较重<br>4 | 严重<br>5 |
| 15. 您感到缺乏安全感吗？ | ☐ | ☐ | ☐ | ☐ | ☐ |
| 16. 您感到不自由吗？ | ☐ | ☐ | ☐ | ☐ | ☐ |
| 17. 您感到自己有罪吗？ | ☐ | ☐ | ☐ | ☐ | ☐ |
| 18. 您自己吸毒给亲友带来了巨大痛苦吗？ | ☐ | ☐ | ☐ | ☐ | ☐ |
| 19. 您自己吸毒给家庭经济带来严重困难吗？ | ☐ | ☐ | ☐ | ☐ | ☐ |
| 您有下列症状吗，程度如何 | 没有<br>1 | 很轻<br>2 | 中等<br>3 | 较重<br>4 | 严重<br>5 |
| 20. 流眼泪或流鼻涕 | ☐ | ☐ | ☐ | ☐ | ☐ |
| 21. 腹部或其他部位肌肉痉挛 | ☐ | ☐ | ☐ | ☐ | ☐ |
| 22. 小腿抽筋 | ☐ | ☐ | ☐ | ☐ | ☐ |
| 23. 一阵阵地发冷或发热 | ☐ | ☐ | ☐ | ☐ | ☐ |
| 24. 恶心或呕吐 | ☐ | ☐ | ☐ | ☐ | ☐ |
| 25. 腹泻 | ☐ | ☐ | ☐ | ☐ | ☐ |
| 26. 胃痉挛性疼痛 | ☐ | ☐ | ☐ | ☐ | ☐ |
| 27. 出汗 | ☐ | ☐ | ☐ | ☐ | ☐ |
| 28. 发抖 | ☐ | ☐ | ☐ | ☐ | ☐ |
| 29. 呼吸困难 | ☐ | ☐ | ☐ | ☐ | ☐ |
| 30. 起鸡皮疙瘩 | ☐ | ☐ | ☐ | ☐ | ☐ |
| | 根本<br>不能<br>1 | 有点能<br>2 | 中等能<br>3 | 很能<br>4 | 极能<br>5 |
| 31. 您容易烦恼吗？ | ☐ | ☐ | ☐ | ☐ | ☐ |
| 32. 您容易激动吗？ | ☐ | ☐ | ☐ | ☐ | ☐ |
| 33. 您与别人交流容易吗？ | ☐ | ☐ | ☐ | ☐ | ☐ |

续表

|  | 根本不容易 1 | 有点容易 2 | 容易 3 | 很容易 4 | 极容易 5 |
|---|---|---|---|---|---|
| 34. 您能集中注意力吗? | ☐ | ☐ | ☐ | ☐ | ☐ |
| 35. 您能适应周围环境吗? | ☐ | ☐ | ☐ | ☐ | ☐ |
| 36. 您能得到家庭的帮助吗? | ☐ | ☐ | ☐ | ☐ | ☐ |
| 37. 您能得到朋友的帮助吗? | ☐ | ☐ | ☐ | ☐ | ☐ |
|  | 很差 1 | 差 2 | 不好也不差 3 | 好 4 | 很好 5 |
| 38. 您觉得您的家庭好吗? | ☐ | ☐ | ☐ | ☐ | ☐ |
| 39. 您食欲怎么样? | ☐ | ☐ | ☐ | ☐ | ☐ |
| 40. 您睡眠怎么样? | ☐ | ☐ | ☐ | ☐ | ☐ |
| 41. 您对自己的总体健康状况怎样评价 | ☐ | ☐ | ☐ | ☐ | ☐ |

（二）心理咨询与评估

针对戒毒人员的心理健康评估也可以面对面地进行咨询，这也是运用心理学的方法，对心理适应方面出现问题并企求解决问题的求询者提供心理援助的过程。咨询师在对戒毒人员进行心理咨询和评估时，需要填写相关心理评估信息，如咨询报告时间、评估对象、所属大队、咨询师等，以及评估基本指标内容，最后形成心理健康状况评估报告（表2-7）。

1. 认知方式

➢ 自我意识

客观地认识自己和评价自己（选填：能／不能）。

适当的自尊心、自信心（选填：有／没有）。

➢ 社会认知

正确认识评价社会（选填：能／不能）。

对人对事正确归因（选填：能／不能）。

看问题绝对化、片面化和极端化（选填：是／不是）。

2. 意志力

➢勇于自省

冷静地回顾自己的言行，克服自己的缺点（选填：能／不能）。

➢自我控制力

认识到自控的重要性（选填：能／不能）。

调节、控制情绪情感冲突（选填：能／不能）。

抑制冲动，抵制诱惑（选填：能／不能）。

3. 社会人际关系

➢人际交往能力

听取别人的意见，理解他人（选填：能／不能）。

用恰当的方式表达自己的想法和意见（选填：能／不能）。

自觉与他人保持融洽协调关系（选填：能／不能）。

有一定处理矛盾冲突的能力（选填：有／没有）。

4. 适应能力

➢心理改善

掌握自我心理调节、形成积极心态的方法（选填：能／不能）。

保持较好的情绪状态（选填：能／不能）。

➢挫折承受力

理性认识挫折，积极调适心理，理智面对并战胜遇到的挫折（选填：能／不能）。

5. 总评（填写）。

6. 矫治意见（填写）。

表2-7 心理健康状况评估报告

年 月 日

| 评估对象 | | 大队 | | 咨询师 | |
|---|---|---|---|---|---|
| 认知方式 | 自我意识 | 客观地认识自己和评价自己<br>□能 □不能 | | | |
| | | 适当的自尊心、自信心<br>□有 □没有 | | | |
| | 社会认知 | 正确认识评价社会<br>□能 □不能 | | | |
| | | 对人对事正确归因<br>□能 □不能 | | | |
| | | 看问题绝对化、片面化和极端化<br>□是 □不是 | | | |
| 意志力 | 勇于自省 | 冷静地回顾自己的言行，克服自己的缺点<br>□能 □不能 | | | |
| | 自我控制能力 | 认识到自控的重要性<br>□能 □不能 | | | |
| | | 调节、控制情绪情感冲突<br>□能 □不能 | | | |
| | | 抑制冲动，抵制诱惑<br>□能 □不能 | | | |
| 社会人际关系 | 人际交往能力 | 听取别人的意见，理解他人<br>□能 □不能 | | | |
| | | 用恰当的方式表达自己的想法和意见<br>□能 □不能 | | | |
| | | 自觉与他人保持融洽协调关系<br>□能 □不能 | | | |
| | | 有一定处理矛盾冲突的能力<br>□有 □没有 | | | |

续表

| | | 掌握自我心理调节、形成积极心态的方法<br>□能 □不能 |
|---|---|---|
| 适应能力 | 心理改善 | 保持较好的情绪状态<br>□能 □不能 |
| | 挫折承受力 | 理性认识挫折，积极调适心理，理智面对并战胜遇到的挫折<br>□能 □不能 |
| 总评 | | |
| 矫治意见 | | |

# 四、戒毒人员药物滥用监测调查

《司法行政机关强制隔离戒毒工作规定》（中华人民共和国司法部令〔2013〕127号）第四章第三十四条指出："强制隔离戒毒所应当根据戒毒人员吸食、注射毒品的种类、成瘾程度和戒断症状等进行有针对性的生理治疗、心理治疗和身体康复训练。"戒毒人员药物滥用监测调查是用于单个戒毒人员的吸毒药物调查信息添加，录入信息包括如下方面。

（一）基本信息

录入时间、姓名、身份证号、病例号、性别（选填）、民族、出生年月、户籍所在地、现居住住址（无可不填）、婚姻状况（单项选填）、就业情况（单项选填）、文化程度（单项选填）等。

（二）药物滥用监测调查

1. 初次滥用药物时间

初次滥用毒品时间（　年／月／日　）。

2. 曾经使用／滥用过的药物

（1）多项选择安定类：海洛因、鸦片、吗啡、哌替啶（杜冷丁）、二氢埃多啡、美沙酮、大麻、安钠咖、冰毒、摇头丸、氯胺酮、三锉酮、安定、苏乐安、阿普唑仑（佳静安定），其他药物需要另外输入。

（2）多项选择其他药物：丁丙诺啡片剂、曲马朵、甘草片、治咳嗽（药名）、其他类药物（多项选填输入）。

（3）上述所选的药物中主要滥用种类是哪几种：必填内容，填写戒毒人员入所前滥用的药品种类。

3. 主要滥用场所

选填居家住所、暂住地／宾馆、歌舞厅／酒吧／游艺厅／网吧、无固定点、其他（要输入注明）。

4. 主要药物来源（多选项）

（1）获得地：省、市、区、县。

（2）获得途径：亲友提供、同伴提供、娱乐场所、零售药店／个体诊所、医院、偷窃、其他（需要注明）。

5. 滥用药物原因（多项选择）

家人／同伴影响；满足好奇心；追求欣慰／刺激；空虚无聊，为了消遣；吸毒环境或者情景的影响；满足对药物的渴求感；缓解烦恼、抑郁等不良情绪；解除阶段症状（如骨、关节、肌肉疼痛、失眠等）；其他（需要注明）。

6. 滥用药物方式（多项选择）

静脉注射；肌肉，皮下注射；烫吸；香烟吸；口服；溶入饮料；其他（需要注明）。

7. 是否与他人共用过注射器

如：将自己用过的注射器借给别人使用，或借用别人用过的注射器。

8. 滥用药物用量及花费

进入戒毒所前，每日滥用药物量；进入戒毒所前，每日滥用药物花费。

9. 滥用药物资费来源

个人收入 / 积蓄、家人 / 亲戚提供、借贷、变卖家产、蒙骗他人钱财、窃取别人钱物、抢夺财物、提供性服务、以贩养吸、其他（需要注明）。

10. 本次是否第一次脱毒

单项选择：是 / 否，选"是"则继续填写脱毒次数，再填入脱毒后再次滥用药物的相隔时间。

11. 本次尿（体）检

（1）未做、阴性、阳性。

（2）检测滥用药物种类：阿片类、苯丙胺类、其他（则需要注明）。

12. 艾滋病病毒感染（HIV）检测结果

未做检查、阴性、阳性。

13. 因滥用药物感染病

（1）性病：梅毒、淋病、软下疳、尖锐湿疣、其他不明性病（需要注明）、未做检查。

（2）其他疾病（需要注明）。

14. 本次是否收治

收治、未收治。

15. 本次脱毒采用（多项选择）

（1）未给予药物或医械治疗。

（2）药物治疗：写出主要的脱毒药物。

（3）医械治疗：写出采用的医械名称。

（4）其他治疗方式：需要注明。

16. 报告人

记录本表的人员姓名。

17. 报告单位

对本表内容真实性负责的单位名称。

### （三）药物滥用监测调查示例表

戒毒人员药物滥用监测调查示例表，详见表2-8。

表2-8　药物滥用监测调查表

在各项适当空格内画"√"或回答填写相关内容　　填表日期：＿＿＿年＿＿＿月＿＿＿日

---

1. 姓名：＿＿＿＿　2. 身份证：□□□□□□□□□□□□□□□□□□　病历号：＿＿＿

3. 性别：男□ 女□ 4. 民族：汉□ 其他民族：＿＿＿　5. 出生日期：□□□□年□□月□□日

6. 户籍所在地：＿＿＿省（市、自治区）＿＿＿市（区、县）；现居住地区：＿＿＿省（市、自治区）＿＿＿市（区、县）

7. 婚姻状况：未婚□ 未婚同居□ 已婚（含再婚）□ 已婚分居□ 离婚□ 丧偶□ 其他（请注明）：＿＿＿＿＿＿＿＿＿＿

8. 就业情况：无业□　个体经营□　娱乐场所从业□　演艺人员□　交通运输人员□　公务员□　自由职业者□　农民□　在校学生□　企业职员（含工人）□　外企/含合资人员□　其他（请注明）：＿＿＿＿＿＿＿＿＿

9. 文化程度：文盲□ 小学□ 初中□ 高中（含中专、技校）□ 大学（含大专）□ 大学以上□

---

10. 初次滥用药物时间：□□□□年□□月□□日

11.（1）曾经使用/滥用过药物（多项选择、被调查者需要回答）

海洛因□ 鸦片□ 吗啡□ 哌替啶□ 二氢埃多啡□ 美沙酮□ 大麻□ 安钠咖□ 冰毒□ 摇头丸□ 氯胺酮□ 三锉铜□ 安定□ 苏乐安□ 阿普唑仑□ 其他安定类药物□ 请写出药名字：＿＿＿＿＿＿＿＿＿＿

丁丙诺啡片剂□ 曲马朵□ 甘草片□ 止咳药水□ 请写出其药名：＿＿＿＿＿＿＿＿
其他种类药物（请注明）＿＿＿＿＿＿＿＿＿＿＿＿＿

（2）上述所选的药物中主要滥用的是哪几种：（要求必须回答，可以多种）：＿＿＿＿＿

12. 主要滥用场所：居家住所□ 暂住地/宾馆□ 歌舞厅/酒吧/游艺厅/网吧□ 无固定地点□ 其他（请注明）＿＿＿＿＿＿＿＿

13. 主要滥用药物来源：（多项选择）

（1）获得地：＿＿＿＿＿＿＿省（市、自治区）＿＿＿＿＿＿＿市（区、县）

（2）获得途径：亲友提供□ 同伴提供□ 娱乐场所□ 零售药店/个体诊所□ 医院□ 偷窃□

---

| |
| --- |
| 其他（请注明）： _____ |
| 14. 滥用药物原因：（多项选择）<br>家人 / 同伴影响□ 满足好奇感□ 追求欣慰 / 刺激□ 空虚无聊，为了消遣□ 吸毒环境或情感的影响□ 满足对药物的渴求感□ 缓解烦恼，抑郁等不快情绪□ 解除阶段症状（如骨、关节、肌肉疼痛、失眠等）□ 其他（请注明）： _____ |
| 15. 滥用药物方式：（多项选择）静脉注射□ 肌肉，皮下注射□ 烫吸□ 香烟吸□ 口服□ 溶入饮料□ 其他（请注明）： _____ |
| 16. 是否与他人共用过注射器（如：将自己用过的注射器借给别人使用，或借用别人用过的注射器）：<br>是□ 否□ |
| 17.（1）进入戒毒所前，每日滥用药物量_____克，或_____（个）零包，或_____片、_____支（针）<br>（2）进入戒毒所前，每日滥用药物花费（约）_____元 |
| 18. 滥用药物资费来源：个人收入 / 积蓄□ 家人 / 亲戚提供□ 借贷□ 变卖家产□ 蒙骗他人钱财□ 窃取别人钱财□ 抢夺财物□ 提供性服务□ 以贩养吸□ 其他来源（请注明）_____ |
| 19. 本次是否第一次脱毒：是□ 否□，既往脱毒次数_____次；前次脱毒后多长时间再次滥用药物_____天 |
| 20. 本次尿（体）液检测：未做□ 阴性□ 阳性□，检测监用药物种类：阿片类□ 苯丙胺类□ 其他来源（请注明）_____ |
| 21. 艾滋病病毒感染（HIV）检查结果呈：未做检查□ 阴性□ 阳性□<br>22. 因滥用药物感染疾病：<br>（1）性病：梅毒□ 淋病□ 软下疳 □尖锐湿疣 □其他来源（请注明）_____未做检查□<br>（2）其他疾病（如肝炎、肺部感染等）：_____<br>23. 本次是否收治：收治□ 未收治□ |
| 24. 本次脱毒治疗采用：<br>（1）未给予药物或医械治疗 □<br>（2）药物治疗□，主要脱毒药物_____<br>（3）医械治疗□，采用医械是_____<br>（4）其他治疗方法□，请注明_____<br><br>报告人：_____ 报告单位：_____ 邮政编码：□□□□□□ |

第三章

# 戒毒人员身体形态和成分测试

身体形态和成分是指身体的外部现状、特征和内部组成，主要包括体形、身体姿势、营养状况及身体成分等方面。通过身体形态测试，可以了解戒毒人员的人体生长发育水平、营养状况和组成成分。

## 一、身高和体重

身高是反映戒毒人员生长发育水平和纵向高度的主要指标。身高与体重、其他肢体长度、围度和宽度等指标的配合使用，可以有效地评价戒毒人员身体的匀称度、体型特点及营养状况。此外，在计算身体指数、评价体格特征和相对运动能力等方面也有重要的应用价值。该指标的测试适用于 20～69 岁各年龄段的戒毒人员。

体重是反映戒毒人员骨骼、肌肉、皮下脂肪及内脏器官的发育状况和人体充实度的主要指标。它与身高指标配合使用，可以有效地评价戒毒人员身体的匀称度与营养状况。该指标的测试适用于 20～69 岁各年龄段的戒毒人员。

通过测试戒毒人员的身高和体重，可以反映戒毒人员的基本身体特征和营养状况。

（一）测试方法

1. 机械身高体重计测试方法

采用机械身高体重计（图 3-1）进行身高体重测量时，机械身高体重计应放置在靠墙且平坦的地面上，立柱的刻度尺应面向光源。放置好后，测试人员还应检查立柱是否垂直，连接处是否紧密，有无松动，若发现问题及时纠正。

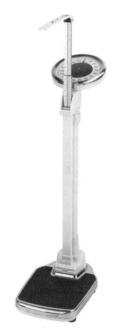

图 3-1　机械身高体重计

测试前，应对身高计"0"点进行校验。测试时，测试人员单手将水平压板沿立柱下滑至戒毒人员头顶。读数时，测试人员双眼与刻度水平面等高；检验身高计刻度，记录时以厘米为单位，精确到小数点后一位。最小刻度不得大于 0.1 厘米，检验误差不得大于 0.1 厘米。

体重测量不允许使用弹簧式体重，可采用机械身高体重计进行测量。体重计应放置在平坦的地面上，测试前应对体重计进行校验。灵敏度检验的方式是将备用的 100 克标准砝码加到体重秤上，如果显示屏上显示的读数增加了 0.1 千克，表示仪器灵敏度符合测试要求。准确度检验的方式是采用备用的 10 千克、20 千克、30 千克标准砝码分别进行称量，检验误差不得大于 0.1 千克。

测试时，戒毒人员身着短裤、短袖衫，赤足，自然站立在体重计中央，保持身体平稳。测试人员记录时，以千克为单位，精确到小数点后一位。

2. 身高体重测试仪测试方法

身高、体重可使用身高体重测试仪进行测试。仪器包括主机和外设两部分，其中外设部分由底座、立柱和水平压板组成（图 3-2）。

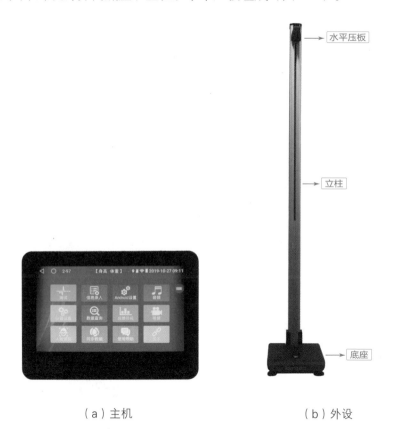

（a）主机　　　　　　　　　　　　（b）外设

图 3-2　身高体重测试仪

安装时应保证立柱与底座垂直，水平压板与底座平行。底座有调节装置，根据水平仪显示可进行调节，保证与地面平稳接触，保持水平。立柱应牢固地安装在底座上，安装后不能晃动，保持水平压板与立柱呈 90°。

先开启电池盒上红色电源开关，再长按外设底部的橙色按钮 3 秒进行开机。当身高体重测试仪的电源指示灯显示为绿色时，表示设备已开启。开机时不能阻挡测头板，不能在底板上放置重物。主机与外设开机后会自动进行握手，握手成功后，进入编号输入界面，可根据语音提示进行操作。

测试时，戒毒人员赤足、背靠立柱，立正姿势站立在身高体重测试仪的底板上。要求躯干自然挺直，头部放正，两眼平视前方，保持耳屏上缘与眼眶下缘呈水平位；上肢自然下垂，两腿伸直，两足跟并拢，足尖分开约60°；足跟、骶骨部、两肩胛间与立柱相接触，呈"三点一线"站立姿势（图3-3）。

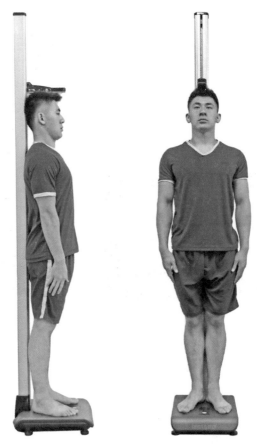

（a）侧面　　　　　　　（b）正面

图3-3　身高体重测试方法图

测试人员观察戒毒人员按照上述动作要领准备好后，在刷卡区域用非接触卡或通过按键、扫描枪输入等方式录入测试者编号，按确认键；身高的测头板自动下滑，当轻触戒毒人员头顶处时自动停止并返回。测试主机显示戒毒人员的身高和体重测量结果，并将测量结果存储在主机中，通过无线网络传送到计算机。测试结束后，关闭主机和外设的电源开关（仪器长时间不使用时，务必关闭电源开关）。

### （二）测试常见错误

（1）戒毒人员头顶上的发辫、发结未解开，饰物未取下（图3-4），应予以纠正。要求其解开发辫、发结，取下饰物后，重新进行测量。

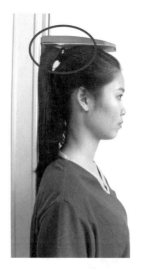

图 3-4　身高体重测量常见错误Ⅰ

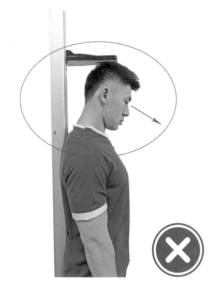

（2）戒毒人员头部压低，耳屏上缘与眼眶下缘未呈水平位（图3-5），应予以纠正。要求双目平视前方，保持耳屏上缘与眼眶下缘呈水平位，重新进行测量。

图 3-5　身高体重测量常见错误Ⅱ

（3）戒毒人员抬头过高，耳屏上缘与眼眶下缘未呈水平位（图3-6），应予以纠正。要求双目平视前方，保持耳屏上缘与眼眶下缘呈水平位，重新进行测量。

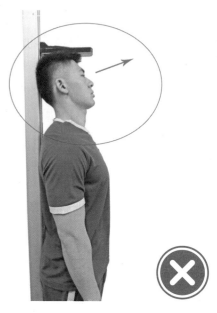

图 3-6　身高体重测量常见错误 Ⅲ

（4）两肩胛间、骶骨部及足跟未与立柱相接触（图3-7），应予以纠正。保持两肩胛间、骶骨部及足跟与立柱接触，重新进行测量。

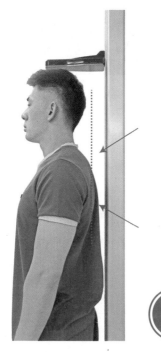

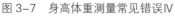

图 3-7　身高体重测量常见错误 Ⅳ

（5）戒毒人员穿鞋站立于身高体重测量仪上（图3-8），应予以纠正。要求戒毒人员脱鞋，赤足站立于身高体重测试仪上，重新进行测量。

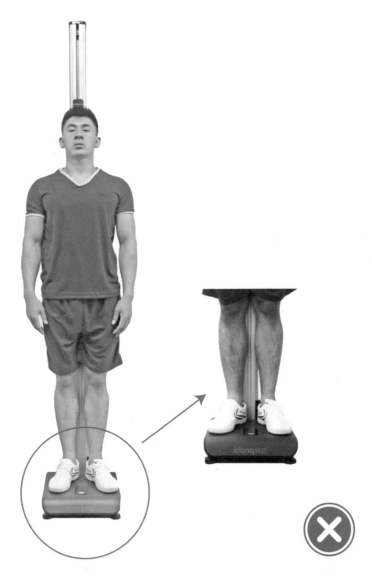

图 3-8　身高体重测量常见错误 V

（6）戒毒人员手持物品站立于身高体重测试仪上（图3-9），应予以纠正。要求放下手中物品，空手垂落于身体两侧，重新进行测量。

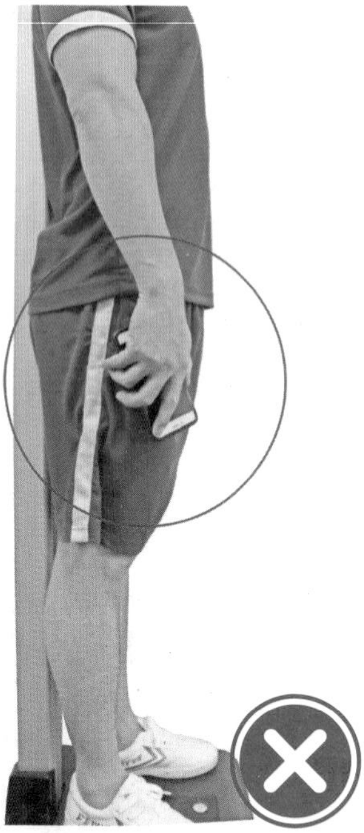

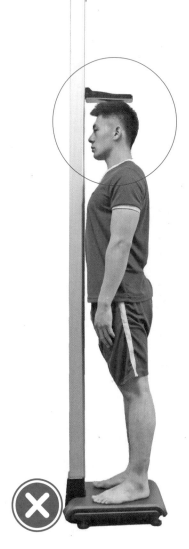

图 3-9　身高体重测量常见错误Ⅵ

（7）戒毒人员面向立柱站立在身高体重测试仪的底板上（图3-10），应予以纠正。要求背向立柱，呈立正姿势站立，重新进行测量。

图 3-10　身高体重测量常见错误Ⅶ

（8）戒毒人员测量时两足分开（图3-11），应予以纠正。测量时两足跟并拢，足尖分开约 60° 站立，重新进行测量。

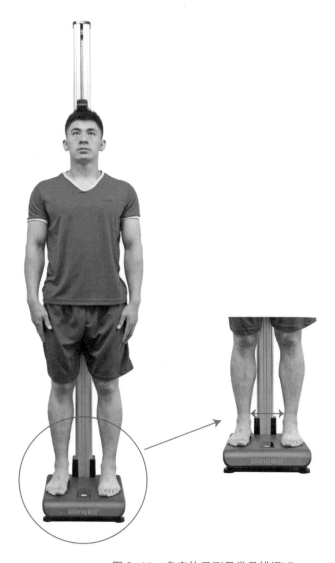

图 3-11 身高体重测量常见错误Ⅷ

（三）测试注意事项

（1）身高体重测量仪应选择平坦地面，靠墙放置。

（2）严格执行"三点靠立柱""两点呈水平"的测量要求。

（3）测试前，戒毒人员不得进行剧烈的体育活动或体力劳动，不要大量饮水。

（4）使用机械身高体重计时，测试人员读数完毕后要将水平压板推回至安全高度，以防碰坏水平压板或碰伤戒毒人员。

（5）使用机械身高体重计前要按照要求进行校验，避免系统误差。

（6）戒毒人员上、下测试仪器时，动作要轻缓。

（7）身高体重测试仪开机外设进行初始化时，测试底盘上不能站人或摆放任何物品。

（8）身高体重测试仪的设置应在测试前进行，在测试过程中改变设置将会影响设置前的测试数据。

（9）尽可能使身高体重测试仪远离其他无线传输产品，避免受到干扰，影响性能。设置机器编号时，应在一个测试网络中，不容许任何两台机器的编号相同。

（10）智能型身高体重测试仪的水平压板是自动升降的，测试人员不要强行将其停止或上下移动。

（11）身高体重测试仪启动"确认"键后，戒毒人员身体不能摆动。

（12）身高体重测试系统不具备防水功能，请务必保持干燥，禁止用清水冲洗。若需要清洁，请使用柔软的绒布轻轻擦拭。

（13）测试完后务必关闭电源开关，否则有可能损坏蓄电池。当仪器发出蓄电池电量过低报警时，请尽快对其充电。若长时间不使用，应至少每3个月为仪器充电1次。

（四）测试仪器常见故障和处理方法

身高体重测试仪常见故障和处理方法详见表3-1。

表3-1　身高体重测试仪常见故障和处理方法

| 故障现象 | 故障原因 | 处理方法 |
| --- | --- | --- |
| 无显示，任何操作均无法进行 | 电池电量过低；电源连接线松脱；开机前外设被主机锁死 | 对电池充电；检查电源连接线；先打开外设电源及显示屏然后再打开主机 |

续表

| 故障现象 | 故障原因 | 处理方法 |
|---|---|---|
| 测试不准确 | 开机初始化时，测试底盘上有重物 | 零点标定；重新标定 |
| 数据无法传输 | 无线接收盒无电源；采集串口设置不正确；机器编号设置不正确 | 检查无线接收盒电源是否正常；查看所设置的串口与所连接的串口是否一致；检查本机的机器编号与其他机器是否相同 |

（五）评分标准

男、女戒毒人员各年龄段身高标准体重评分详见表 3-2 ~ 表 3-11。

表 3-2　20 ~ 29 岁成年人身高标准体重评分表（男）

| 身高段（厘米） | 体重（千克） | | | | |
|---|---|---|---|---|---|
| | 1 分 | 3 分 | 5 分 | 3 分 | 1 分 |
| 144 ~ 144.9 | < 36.6 | 36.6 ~ 37.6 | 37.7 ~ 48.2 | 48.3 ~ 52.3 | > 52.3 |
| 145 ~ 145.9 | < 37.1 | 37.1 ~ 38.1 | 38.2 ~ 49.0 | 49.1 ~ 53.0 | > 53.0 |
| 146 ~ 146.9 | < 37.7 | 37.7 ~ 38.6 | 38.7 ~ 49.8 | 49.9 ~ 53.8 | > 53.8 |
| 147 ~ 147.9 | < 38.3 | 38.3 ~ 39.2 | 39.3 ~ 50.6 | 50.7 ~ 54.6 | > 54.6 |
| 148 ~ 148.9 | < 38.9 | 38.9 ~ 39.7 | 39.8 ~ 51.4 | 51.5 ~ 55.4 | > 55.4 |
| 149 ~ 149.9 | < 39.9 | 39.9 ~ 40.4 | 40.5 ~ 52.1 | 52.2 ~ 56.2 | > 56.2 |
| 150 ~ 150.9 | < 40.5 | 40.5 ~ 41.1 | 41.2 ~ 52.9 | 53.0 ~ 57.1 | > 57.1 |
| 151 ~ 151.9 | < 41.0 | 41.0 ~ 41.7 | 41.8 ~ 53.8 | 53.9 ~ 58.0 | > 58.0 |
| 152 ~ 152.9 | < 41.6 | 41.6 ~ 42.4 | 42.5 ~ 54.6 | 54.7 ~ 59.0 | > 59.0 |
| 153 ~ 153.9 | < 42.2 | 42.2 ~ 43.2 | 43.3 ~ 55.6 | 55.7 ~ 59.8 | > 59.8 |
| 154 ~ 154.9 | < 42.8 | 42.8 ~ 44.0 | 44.1 ~ 56.7 | 56.8 ~ 60.9 | > 60.9 |
| 155 ~ 155.9 | < 43.4 | 43.4 ~ 44.7 | 44.8 ~ 57.8 | 57.9 ~ 61.9 | > 61.9 |
| 156 ~ 156.9 | < 44.0 | 44.0 ~ 45.4 | 45.5 ~ 58.8 | 58.9 ~ 62.9 | > 62.9 |

续表

| 身高段（厘米） | 体重（千克） | | | | |
|---|---|---|---|---|---|
| | 1分 | 3分 | 5分 | 3分 | 1分 |
| 157 ~ 157.9 | < 44.5 | 44.5 ~ 46.0 | 46.1 ~ 59.7 | 59.8 ~ 64.0 | > 64.0 |
| 158 ~ 158.9 | < 45.0 | 45.0 ~ 46.9 | 47.0 ~ 61.8 | 61.9 ~ 65.1 | > 65.1 |
| 159 ~ 159.9 | < 45.5 | 45.5 ~ 47.6 | 47.7 ~ 61.9 | 62.0 ~ 66.1 | > 66.1 |
| 160 ~ 160.9 | < 46.0 | 46.0 ~ 48.5 | 48.6 ~ 62.9 | 63.0 ~ 67.2 | > 67.2 |
| 161 ~ 161.9 | < 46.7 | 46.7 ~ 49.2 | 49.3 ~ 63.8 | 63.9 ~ 68.2 | > 68.2 |
| 162 ~ 162.9 | < 47.3 | 47.3 ~ 50.1 | 50.2 ~ 64.9 | 65.0 ~ 69.0 | > 69.0 |
| 163 ~ 163.9 | < 47.8 | 47.8 ~ 51.0 | 51.1 ~ 65.9 | 66.0 ~ 70.1 | > 70.1 |
| 164 ~ 164.9 | < 48.4 | 48.4 ~ 51.6 | 51.7 ~ 67.0 | 67.1 ~ 71.0 | > 71.0 |
| 165 ~ 165.9 | < 48.9 | 48.9 ~ 52.2 | 52.3 ~ 67.8 | 67.9 ~ 72.1 | > 72.1 |
| 166 ~ 166.9 | < 49.4 | 49.4 ~ 53.0 | 53.1 ~ 68.7 | 68.8 ~ 72.9 | > 72.9 |
| 167 ~ 167.9 | < 49.9 | 49.9 ~ 53.6 | 53.7 ~ 69.6 | 69.7 ~ 73.8 | > 73.8 |
| 168 ~ 168.9 | < 50.5 | 50.5 ~ 54.3 | 54.4 ~ 70.4 | 70.5 ~ 75.0 | > 75.0 |
| 169 ~ 169.9 | < 51.2 | 51.2 ~ 55.0 | 55.1 ~ 71.2 | 71.3 ~ 75.9 | > 75.9 |
| 170 ~ 170.9 | < 52.0 | 52.0 ~ 55.7 | 55.8 ~ 72.1 | 72.2 ~ 76.8 | > 76.8 |
| 171 ~ 171.9 | < 52.7 | 52.7 ~ 56.6 | 56.7 ~ 73.1 | 73.2 ~ 77.9 | > 77.9 |
| 172 ~ 172.9 | < 53.5 | 53.5 ~ 57.5 | 57.6 ~ 74.0 | 74.1 ~ 79.1 | > 79.1 |
| 173 ~ 173.9 | < 54.1 | 54.1 ~ 58.3 | 58.4 ~ 75.0 | 75.1 ~ 80.0 | > 80.0 |
| 174 ~ 174.9 | < 54.6 | 54.6 ~ 59.2 | 59.3 ~ 75.9 | 76.0 ~ 81.1 | > 81.1 |
| 175 ~ 175.9 | < 55.2 | 55.2 ~ 60.0 | 60.1 ~ 76.9 | 77.0 ~ 82.0 | > 82.0 |
| 176 ~ 176.9 | < 55.9 | 55.9 ~ 60.8 | 60.9 ~ 77.9 | 78.0 ~ 83.0 | > 83.0 |
| 177 ~ 177.9 | < 56.5 | 56.5 ~ 61.3 | 61.4 ~ 78.9 | 79.0 ~ 84.1 | > 84.1 |
| 178 ~ 178.9 | < 57.1 | 57.1 ~ 62.1 | 62.2 ~ 80.0 | 80.1 ~ 85.0 | > 85.0 |
| 179 ~ 179.9 | < 57.7 | 57.7 ~ 62.7 | 62.8 ~ 81.2 | 81.3 ~ 86.1 | > 86.1 |
| 180 ~ 180.9 | < 58.4 | 58.4 ~ 63.3 | 63.4 ~ 82.4 | 82.5 ~ 87.1 | > 87.1 |
| 181 ~ 181.9 | < 58.9 | 58.9 ~ 64.2 | 64.3 ~ 83.5 | 83.6 ~ 88.1 | > 88.1 |
| 182 ~ 182.9 | < 59.5 | 59.5 ~ 64.9 | 65.0 ~ 84.7 | 84.8 ~ 89.1 | > 89.1 |
| 183 ~ 183.9 | < 60.2 | 60.2 ~ 65.7 | 65.8 ~ 85.7 | 85.8 ~ 90.2 | > 90.2 |

续表

| 身高段（厘米） | 体重（千克） | | | | |
|---|---|---|---|---|---|
| | 1分 | 3分 | 5分 | 3分 | 1分 |
| 184 ~ 184.9 | < 60.8 | 60.8 ~ 66.4 | 66.5 ~ 86.8 | 86.9 ~ 91.2 | > 91.2 |
| 185 ~ 185.9 | < 61.4 | 61.4 ~ 67.1 | 67.2 ~ 87.7 | 87.8 ~ 92.2 | > 92.2 |
| 186 ~ 186.9 | < 62.0 | 62.0 ~ 67.9 | 68.0 ~ 89.8 | 89.9 ~ 93.3 | > 93.3 |
| 187 ~ 187.9 | < 62.7 | 62.7 ~ 68.7 | 68.8 ~ 89.7 | 89.8 ~ 94.4 | > 94.4 |
| 188 ~ 188.9 | < 63.3 | 63.3 ~ 69.4 | 69.5 ~ 90.8 | 90.9 ~ 95.5 | > 95.5 |
| 189 ~ 189.9 | < 64.0 | 64.0 ~ 70.4 | 70.5 ~ 91.7 | 91.8 ~ 96.6 | > 96.6 |
| 190 ~ 190.9 | < 64.6 | 64.6 ~ 71.1 | 71.2 ~ 92.7 | 92.8 ~ 97.7 | > 97.7 |
| 191 ~ 191.9 | < 65.2 | 65.2 ~ 71.9 | 72.0 ~ 93.8 | 93.9 ~ 98.7 | > 98.7 |
| 192 ~ 192.9 | < 65.9 | 65.9 ~ 72.9 | 73.0 ~ 95.0 | 95.1 ~ 99.8 | > 99.8 |
| 193 ~ 193.9 | < 66.6 | 66.6 ~ 73.6 | 73.7 ~ 96.2 | 96.3 ~ 101.0 | > 101.0 |
| 194 ~ 194.9 | < 67.3 | 67.3 ~ 74.5 | 74.6 ~ 97.4 | 97.5 ~ 102.1 | > 102.1 |
| 195 ~ 195.9 | < 67.9 | 67.9 ~ 75.3 | 75.4 ~ 98.5 | 98.6 ~ 103.3 | > 103.3 |
| 196 ~ 196.9 | < 68.6 | 68.6 ~ 76.1 | 76.2 ~ 99.6 | 99.7 ~ 104.5 | > 104.5 |
| 197 ~ 197.9 | < 69.3 | 69.3 ~ 77.1 | 77.2 ~ 100.7 | 100.8 ~ 105.7 | > 105.7 |
| 198 ~ 198.9 | < 70.0 | 70.0 ~ 78.0 | 78.1 ~ 101.8 | 101.9 ~ 106.8 | > 106.8 |
| 199 ~ 199.9 | < 71.8 | 71.8 ~ 79.1 | 79.2 ~ 102.6 | 102.7 ~ 107.8 | > 107.8 |

（标准来源：国家体育总局.国民体质测定标准手册（成年人部分）[M].北京：人民体育出版社，2003.）

表3-3　20 ~ 29岁成年人身高标准体重评分表（女）

| 身高段（厘米） | 体重（千克） | | | | |
|---|---|---|---|---|---|
| | 1分 | 3分 | 5分 | 3分 | 1分 |
| 140 ~ 140.9 | < 33.5 | 33.5 ~ 36.4 | 36.5 ~ 50.3 | 50.4 ~ 54.3 | > 54.3 |
| 141 ~ 141.9 | < 34.2 | 34.2 ~ 36.9 | 37.0 ~ 51.0 | 51.1 ~ 54.9 | > 54.9 |
| 142 ~ 142.9 | < 34.8 | 34.8 ~ 37.4 | 37.5 ~ 51.7 | 51.8 ~ 55.6 | > 55.6 |
| 143 ~ 143.9 | < 35.4 | 35.4 ~ 37.8 | 37.9 ~ 52.3 | 52.4 ~ 56.2 | > 56.2 |

续表

| 身高段（厘米） | 体重（千克） | | | | |
|---|---|---|---|---|---|
| | 1分 | 3分 | 5分 | 3分 | 1分 |
| 144 ~ 144.9 | < 36.0 | 36.0 ~ 38.4 | 38.5 ~ 52.9 | 53.0 ~ 56.9 | > 56.9 |
| 145 ~ 145.9 | < 36.6 | 36.6 ~ 38.9 | 39.0 ~ 53.5 | 53.6 ~ 57.6 | > 57.6 |
| 146 ~ 146.9 | < 37.3 | 37.3 ~ 39.4 | 39.5 ~ 54.1 | 54.2 ~ 58.3 | > 58.3 |
| 147 ~ 147.9 | < 37.9 | 37.9 ~ 39.8 | 39.9 ~ 54.7 | 54.8 ~ 58.9 | > 58.9 |
| 148 ~ 148.9 | < 38.4 | 38.4 ~ 40.3 | 40.4 ~ 55.3 | 55.4 ~ 59.6 | > 59.6 |
| 149 ~ 149.9 | < 39.0 | 39.0 ~ 40.8 | 40.9 ~ 55.9 | 56.0 ~ 60.3 | > 60.3 |
| 150 ~ 150.9 | < 39.6 | 39.6 ~ 41.4 | 41.5 ~ 56.5 | 56.6 ~ 61.0 | > 61.0 |
| 151 ~ 151.9 | < 40.2 | 40.2 ~ 42.0 | 42.1 ~ 57.1 | 57.2 ~ 61.7 | > 61.7 |
| 152 ~ 152.9 | < 40.8 | 40.8 ~ 42.6 | 42.7 ~ 57.8 | 57.9 ~ 62.5 | > 62.5 |
| 153 ~ 153.9 | < 41.5 | 41.5 ~ 43.2 | 43.3 ~ 58.4 | 58.5 ~ 63.3 | > 63.3 |
| 154 ~ 154.9 | < 42.1 | 42.1 ~ 43.9 | 44.0 ~ 59.1 | 59.2 ~ 64.0 | > 64.0 |
| 155 ~ 155.9 | < 42.7 | 42.7 ~ 44.6 | 44.7 ~ 59.7 | 59.8 ~ 64.7 | > 64.7 |
| 156 ~ 156.9 | < 43.3 | 43.3 ~ 45.3 | 45.4 ~ 60.3 | 60.4 ~ 65.4 | > 65.4 |
| 157 ~ 157.9 | < 43.9 | 43.9 ~ 46.0 | 46.1 ~ 61.0 | 61.1 ~ 66.1 | > 66.1 |
| 158 ~ 158.9 | < 44.5 | 44.5 ~ 46.6 | 46.7 ~ 61.7 | 61.8 ~ 66.8 | > 66.8 |
| 159 ~ 159.9 | < 45.2 | 45.2 ~ 47.3 | 47.4 ~ 62.3 | 62.4 ~ 67.4 | > 67.4 |
| 160 ~ 160.9 | < 45.8 | 45.8 ~ 48.0 | 48.1 ~ 63.0 | 63.1 ~ 68.2 | > 68.2 |
| 161 ~ 161.9 | < 46.3 | 46.3 ~ 48.7 | 48.8 ~ 63.7 | 63.8 ~ 68.9 | > 68.9 |
| 162 ~ 162.9 | < 47.0 | 47.0 ~ 49.4 | 49.5 ~ 64.4 | 64.5 ~ 69.6 | > 69.6 |
| 163 ~ 163.9 | < 47.6 | 47.6 ~ 50.1 | 50.2 ~ 65.1 | 65.2 ~ 70.3 | > 70.3 |
| 164 ~ 164.9 | < 48.3 | 48.3 ~ 50.8 | 50.9 ~ 65.8 | 65.9 ~ 71.0 | > 71.0 |
| 165 ~ 165.9 | < 48.9 | 48.9 ~ 51.5 | 51.6 ~ 66.5 | 66.6 ~ 71.7 | > 71.7 |
| 166 ~ 166.9 | < 49.6 | 49.6 ~ 52.3 | 52.4 ~ 67.2 | 67.3 ~ 72.3 | > 72.3 |
| 167 ~ 167.9 | < 50.3 | 50.3 ~ 52.9 | 53.0 ~ 67.9 | 68.0 ~ 73.0 | > 73.0 |
| 168 ~ 168.9 | < 51.0 | 51.0 ~ 53.7 | 53.8 ~ 68.6 | 68.7 ~ 73.6 | > 73.6 |
| 169 ~ 169.9 | < 51.7 | 51.7 ~ 54.5 | 54.6 ~ 69.4 | 69.5 ~ 74.3 | > 74.3 |
| 170 ~ 170.9 | < 52.5 | 52.5 ~ 55.4 | 55.5 ~ 70.2 | 70.3 ~ 74.9 | > 74.9 |

续表

| 身高段（厘米） | 体重（千克） | | | | |
|---|---|---|---|---|---|
| | 1分 | 3分 | 5分 | 3分 | 1分 |
| 171 ~ 171.9 | < 53.3 | 53.3 ~ 56.1 | 56.2 ~ 71.0 | 71.1 ~ 75.6 | > 75.6 |
| 172 ~ 172.9 | < 54.1 | 54.1 ~ 56.9 | 57.0 ~ 71.8 | 71.9 ~ 76.5 | > 76.5 |
| 173 ~ 173.9 | < 54.9 | 54.9 ~ 57.7 | 57.8 ~ 72.6 | 72.7 ~ 77.2 | > 77.2 |
| 174 ~ 174.9 | < 55.8 | 55.8 ~ 58.5 | 58.6 ~ 73.5 | 73.6 ~ 77.9 | > 77.9 |
| 175 ~ 175.9 | < 56.5 | 56.5 ~ 59.5 | 59.6 ~ 74.4 | 74.5 ~ 78.6 | > 78.6 |
| 176 ~ 176.9 | < 57.3 | 57.3 ~ 60.2 | 60.3 ~ 75.1 | 75.2 ~ 79.3 | > 79.3 |
| 177 ~ 177.9 | < 58.1 | 58.1 ~ 60.9 | 61.0 ~ 76.0 | 76.1 ~ 80.0 | > 80.0 |
| 178 ~ 178.9 | < 58.9 | 58.9 ~ 61.6 | 61.7 ~ 76.9 | 76.9 ~ 80.7 | > 80.7 |
| 179 ~ 179.9 | < 59.7 | 59.7 ~ 62.2 | 62.3 ~ 77.7 | 77.8 ~ 81.5 | > 81.5 |
| 180 ~ 180.9 | < 60.5 | 60.5 ~ 63.1 | 63.2 ~ 78.5 | 78.6 ~ 82.2 | > 82.2 |
| 181 ~ 181.9 | < 61.3 | 61.3 ~ 63.6 | 63.7 ~ 79.3 | 79.4 ~ 82.9 | > 82.9 |
| 182 ~ 182.9 | < 62.1 | 62.1 ~ 64.3 | 64.4 ~ 80.0 | 80.1 ~ 83.7 | > 83.7 |
| 183 ~ 183.9 | < 62.9 | 62.9 ~ 65.0 | 65.1 ~ 80.8 | 80.9 ~ 84.6 | > 84.6 |
| 184 ~ 184.9 | < 63.7 | 63.7 ~ 65.7 | 65.8 ~ 81.6 | 81.7 ~ 85.3 | > 85.3 |

（标准来源：国家体育总局.国民体质测定标准手册（成年人部分）[M].北京：人民体育出版社，2003.）

表3-4 30 ~ 39岁成年人身高标准体重评分表（男）

| 身高段（厘米） | 体重（千克） | | | | |
|---|---|---|---|---|---|
| | 1分 | 3分 | 5分 | 3分 | 1分 |
| 144 ~ 144.9 | < 38.0 | 38.0 ~ 38.2 | 38.3 ~ 50.7 | 50.8 ~ 54.3 | > 54.3 |
| 145 ~ 145.9 | < 38.5 | 38.5 ~ 39.0 | 39.1 ~ 51.3 | 51.4 ~ 55.0 | > 55.0 |
| 146 ~ 146.9 | < 39.1 | 39.1 ~ 39.6 | 39.7 ~ 51.9 | 52.0 ~ 55.8 | > 55.8 |
| 147 ~ 147.9 | < 39.7 | 39.7 ~ 40.2 | 40.3 ~ 52.6 | 52.7 ~ 56.6 | > 56.6 |
| 148 ~ 148.9 | < 40.3 | 40.3 ~ 40.7 | 40.8 ~ 53.4 | 53.5 ~ 57.4 | > 57.4 |
| 149 ~ 149.9 | < 40.9 | 40.9 ~ 41.4 | 41.5 ~ 54.1 | 54.2 ~ 58.2 | > 58.2 |

| 身高段（厘米） | 体重（千克） | | | | |
|---|---|---|---|---|---|
| | 1分 | 3分 | 5分 | 3分 | 1分 |
| 150 ~ 150.9 | < 41.5 | 41.5 ~ 42.1 | 42.2 ~ 54.9 | 55.0 ~ 59.1 | > 59.1 |
| 151 ~ 151.9 | < 42.0 | 42.0 ~ 42.7 | 42.8 ~ 55.8 | 55.9 ~ 60.0 | > 60.0 |
| 152 ~ 152.9 | < 42.6 | 42.6 ~ 43.4 | 43.5 ~ 56.6 | 56.7 ~ 61.0 | > 61.0 |
| 153 ~ 153.9 | < 43.2 | 43.2 ~ 44.2 | 44.3 ~ 57.6 | 57.7 ~ 61.8 | > 61.8 |
| 154 ~ 154.9 | < 43.8 | 43.8 ~ 45.0 | 45.1 ~ 58.7 | 58.8 ~ 62.9 | > 62.9 |
| 155 ~ 155.9 | < 44.4 | 44.4 ~ 45.7 | 45.8 ~ 59.8 | 59.9 ~ 63.9 | > 63.9 |
| 156 ~ 156.9 | < 45.0 | 45.0 ~ 46.4 | 46.5 ~ 60.8 | 60.9 ~ 64.9 | > 64.9 |
| 157 ~ 157.9 | < 45.5 | 45.5 ~ 47.0 | 47.1 ~ 61.7 | 61.8 ~ 66.0 | > 66.0 |
| 158 ~ 158.9 | < 46.0 | 46.0 ~ 47.9 | 48.0 ~ 62.8 | 62.9 ~ 67.1 | > 67.1 |
| 159 ~ 159.9 | < 46.5 | 46.5 ~ 48.6 | 48.7 ~ 63.9 | 64.0 ~ 68.1 | > 68.1 |
| 160 ~ 160.9 | < 47.0 | 47.0 ~ 49.5 | 49.6 ~ 64.9 | 65.0 ~ 69.2 | > 69.2 |
| 161 ~ 161.9 | < 47.7 | 47.7 ~ 50.2 | 50.3 ~ 65.9 | 66.0 ~ 70.2 | > 70.2 |
| 162 ~ 162.9 | < 48.3 | 48.3 ~ 51.1 | 51.2 ~ 66.9 | 67.0 ~ 71.0 | > 71.0 |
| 163 ~ 163.9 | < 48.8 | 48.8 ~ 52.0 | 52.1 ~ 67.9 | 68.0 ~ 72.1 | > 72.1 |
| 164 ~ 164.9 | < 49.4 | 49.4 ~ 52.6 | 52.7 ~ 69.0 | 69.1 ~ 73.0 | > 73.0 |
| 165 ~ 165.9 | < 49.9 | 49.9 ~ 53.2 | 53.3 ~ 69.8 | 69.9 ~ 74.1 | > 74.1 |
| 166 ~ 166.9 | < 50.4 | 50.4 ~ 54.0 | 54.1 ~ 70.7 | 70.8 ~ 74.9 | > 74.9 |
| 167 ~ 167.9 | < 50.9 | 50.9 ~ 54.6 | 54.7 ~ 71.6 | 71.7 ~ 75.8 | > 75.8 |
| 168 ~ 168.9 | < 51.5 | 51.5 ~ 55.3 | 55.4 ~ 72.4 | 72.5 ~ 77.0 | > 77.0 |
| 169 ~ 169.9 | < 52.2 | 52.2 ~ 56.0 | 56.1 ~ 73.2 | 73.3 ~ 77.9 | > 77.9 |
| 170 ~ 170.9 | < 53.0 | 53.0 ~ 56.7 | 56.8 ~ 74.1 | 74.2 ~ 78.8 | > 78.8 |
| 171 ~ 171.9 | < 53.7 | 53.7 ~ 57.6 | 57.7 ~ 75.1 | 75.2 ~ 79.9 | > 79.9 |
| 172 ~ 172.9 | < 54.5 | 54.5 ~ 58.5 | 58.6 ~ 76.0 | 76.1 ~ 81.1 | > 81.1 |
| 173 ~ 173.9 | < 55.1 | 55.1 ~ 59.3 | 59.4 ~ 77.0 | 77.1 ~ 82.0 | > 82.0 |
| 174 ~ 174.9 | < 55.6 | 55.6 ~ 60.2 | 60.3 ~ 77.9 | 78.0 ~ 83.1 | > 83.1 |
| 175 ~ 175.9 | < 56.2 | 56.2 ~ 61.0 | 61.1 ~ 78.9 | 79.0 ~ 84.0 | > 84.0 |
| 176 ~ 176.9 | < 56.9 | 56.9 ~ 61.8 | 61.9 ~ 80.1 | 80.2 ~ 85.0 | > 85.0 |

续表

| 身高段（厘米） | 体重（千克） | | | | |
|---|---|---|---|---|---|
| | 1分 | 3分 | 5分 | 3分 | 1分 |
| 177 ～ 177.9 | ＜ 57.5 | 57.5 ～ 62.3 | 62.4 ～ 81.1 | 81.2 ～ 86.1 | ＞ 86.1 |
| 178 ～ 178.9 | ＜ 58.1 | 58.1 ～ 63.1 | 63.2 ～ 82.2 | 82.3 ～ 87.0 | ＞ 87.0 |
| 179 ～ 179.9 | ＜ 58.7 | 58.7 ～ 63.7 | 63.8 ～ 83.2 | 83.3 ～ 88.1 | ＞ 88.1 |
| 180 ～ 180.9 | ＜ 59.4 | 59.4 ～ 64.3 | 64.4 ～ 84.4 | 84.5 ～ 89.1 | ＞ 89.1 |
| 181 ～ 181.9 | ＜ 59.9 | 59.9 ～ 65.2 | 65.3 ～ 85.5 | 85.6 ～ 90.1 | ＞ 90.1 |
| 182 ～ 182.9 | ＜ 60.5 | 60.5 ～ 65.9 | 66.0 ～ 86.7 | 86.8 ～ 91.1 | ＞ 91.1 |
| 183 ～ 183.9 | ＜ 61.2 | 61.2 ～ 66.7 | 66.8 ～ 87.7 | 87.8 ～ 92.2 | ＞ 92.2 |
| 184 ～ 184.9 | ＜ 61.8 | 61.8 ～ 67.4 | 67.5 ～ 88.8 | 88.9 ～ 93.2 | ＞ 93.2 |
| 185 ～ 185.9 | ＜ 62.4 | 62.4 ～ 68.1 | 68.2 ～ 89.7 | 89.8 ～ 94.2 | ＞ 94.2 |
| 186 ～ 186.9 | ＜ 63.0 | 63.0 ～ 68.9 | 69.0 ～ 90.8 | 90.9 ～ 95.3 | ＞ 95.3 |
| 187 ～ 187.9 | ＜ 63.7 | 63.7 ～ 69.7 | 69.8 ～ 91.7 | 91.8 ～ 96.4 | ＞ 96.4 |
| 188 ～ 188.9 | ＜ 64.3 | 64.3 ～ 70.4 | 70.5 ～ 92.8 | 92.9 ～ 97.5 | ＞ 97.5 |
| 189 ～ 189.9 | ＜ 65.0 | 65.0 ～ 71.4 | 71.5 ～ 93.7 | 93.8 ～ 98.6 | ＞ 98.6 |
| 190 ～ 190.9 | ＜ 65.6 | 65.6 ～ 72.1 | 72.2 ～ 94.7 | 94.8 ～ 99.7 | ＞ 99.7 |
| 191 ～ 191.9 | ＜ 66.2 | 66.2 ～ 72.9 | 73.0 ～ 95.8 | 95.9 ～ 100.7 | ＞ 100.7 |
| 192 ～ 192.9 | ＜ 66.9 | 66.9 ～ 73.9 | 74.0 ～ 97.0 | 97.1 ～ 101.8 | ＞ 101.8 |
| 193 ～ 193.9 | ＜ 67.6 | 67.6 ～ 74.6 | 74.7 ～ 98.2 | 98.3 ～ 103.0 | ＞ 103.0 |
| 194 ～ 194.9 | ＜ 68.3 | 68.3 ～ 75.5 | 75.6 ～ 99.4 | 99.5 ～ 104.1 | ＞ 104.1 |
| 195 ～ 195.9 | ＜ 68.9 | 68.9 ～ 76.3 | 76.4 ～ 100.5 | 100.6 ～ 105.3 | ＞ 105.3 |
| 196 ～ 196.9 | ＜ 69.6 | 69.6 ～ 77.1 | 77.2 ～ 101.6 | 101.7 ～ 106.5 | ＞ 106.5 |
| 197 ～ 197.9 | ＜ 70.3 | 70.3 ～ 78.1 | 78.2 ～ 102.7 | 102.8 ～ 107.7 | ＞ 107.7 |
| 198 ～ 198.9 | ＜ 71.0 | 71.0 ～ 79.0 | 79.1 ～ 103.8 | 103.9 ～ 108.8 | ＞ 108.8 |
| 199 ～ 199.9 | ＜ 71.6 | 71.6 ～ 79.7 | 79.8 ～ 104.6 | 104.7 ～ 109.8 | ＞ 109.8 |

（标准来源：国家体育总局 . 国民体质测定标准手册（成年人部分）[M]. 北京：人民体育出版社，2003. ）

表 3-5　30 ～ 39 岁成年人身高标准体重评分表（女）

| 身高段（厘米） | 体重（千克） | | | | |
|---|---|---|---|---|---|
| | 1分 | 3分 | 5分 | 3分 | 1分 |
| 140 ～ 140.9 | < 34.5 | 34.5 ～ 38.4 | 38.5 ～ 54.6 | 54.7 ～ 57.2 | > 57.2 |
| 141 ～ 141.9 | < 35.2 | 35.2 ～ 38.9 | 39.0 ～ 55.2 | 55.3 ～ 57.9 | > 57.9 |
| 142 ～ 142.9 | < 35.8 | 35.8 ～ 39.4 | 39.5 ～ 55.7 | 55.8 ～ 58.6 | > 58.6 |
| 143 ～ 143.9 | < 36.4 | 36.4 ～ 39.8 | 39.9 ～ 56.3 | 56.4 ～ 59.3 | > 59.3 |
| 144 ～ 144.9 | < 37.0 | 37.0 ～ 40.4 | 40.5 ～ 56.9 | 57.0 ～ 60.0 | > 60.0 |
| 145 ～ 145.9 | < 37.6 | 37.6 ～ 40.9 | 41.0 ～ 57.5 | 57.6 ～ 60.7 | > 60.7 |
| 146 ～ 146.9 | < 38.3 | 38.3 ～ 41.4 | 41.5 ～ 58.1 | 58.2 ～ 61.5 | > 61.5 |
| 147 ～ 147.9 | < 38.9 | 38.9 ～ 41.8 | 41.9 ～ 58.7 | 58.8 ～ 62.3 | > 62.3 |
| 148 ～ 148.9 | < 39.4 | 39.4 ～ 42.3 | 42.4 ～ 59.3 | 59.4 ～ 63.1 | > 63.1 |
| 149 ～ 149.9 | < 40.0 | 40.0 ～ 42.8 | 42.9 ～ 59.9 | 60.0 ～ 63.8 | > 63.8 |
| 150 ～ 150.9 | < 40.6 | 40.6 ～ 43.4 | 43.5 ～ 60.5 | 60.6 ～ 64.5 | > 64.5 |
| 151 ～ 151.9 | < 41.2 | 41.2 ～ 44.0 | 44.1 ～ 61.1 | 61.2 ～ 65.1 | > 65.1 |
| 152 ～ 152.9 | < 41.8 | 41.8 ～ 44.6 | 44.7 ～ 61.8 | 61.9 ～ 65.7 | > 65.7 |
| 153 ～ 153.9 | < 42.5 | 42.5 ～ 45.2 | 45.3 ～ 62.4 | 62.5 ～ 66.4 | > 66.4 |
| 154 ～ 154.9 | < 43.1 | 43.1 ～ 45.9 | 46.0 ～ 63.1 | 63.2 ～ 67.0 | > 67.0 |
| 155 ～ 155.9 | < 43.7 | 43.7 ～ 46.6 | 46.7 ～ 63.8 | 63.9 ～ 67.7 | > 67.7 |
| 156 ～ 156.9 | < 44.3 | 44.3 ～ 47.3 | 47.4 ～ 64.5 | 64.6 ～ 68.4 | > 68.4 |
| 157 ～ 157.9 | < 44.9 | 44.9 ～ 48.0 | 48.1 ～ 65.2 | 65.3 ～ 69.1 | > 69.1 |
| 158 ～ 158.9 | < 45.5 | 45.5 ～ 48.6 | 48.7 ～ 65.9 | 66.0 ～ 69.8 | > 69.8 |
| 159 ～ 159.9 | < 46.2 | 46.2 ～ 49.3 | 49.4 ～ 66.6 | 66.7 ～ 70.4 | > 70.4 |
| 160 ～ 160.9 | < 46.8 | 46.8 ～ 50.0 | 50.1 ～ 67.3 | 67.4 ～ 71.2 | > 71.2 |
| 161 ～ 161.9 | < 47.3 | 47.3 ～ 50.7 | 50.8 ～ 68.0 | 68.1 ～ 72.0 | > 72.0 |
| 162 ～ 162.9 | < 48.0 | 48.0 ～ 51.4 | 51.5 ～ 68.7 | 68.8 ～ 72.6 | > 72.6 |
| 163 ～ 163.9 | < 48.6 | 48.6 ～ 52.1 | 52.2 ～ 69.4 | 69.5 ～ 73.3 | > 73.3 |
| 164 ～ 164.9 | < 49.3 | 49.3 ～ 52.8 | 52.9 ～ 70.0 | 70.1 ～ 74.0 | > 74.0 |
| 165 ～ 165.9 | < 49.9 | 49.9 ～ 53.5 | 53.6 ～ 70.6 | 70.7 ～ 74.7 | > 74.7 |

续表

| 身高段（厘米） | 体重（千克） | | | | |
|---|---|---|---|---|---|
| | 1分 | 3分 | 5分 | 3分 | 1分 |
| 166 ~ 166.9 | < 50.6 | 50.6 ~ 54.3 | 54.4 ~ 71.3 | 71.4 ~ 75.3 | > 75.3 |
| 167 ~ 167.9 | < 51.3 | 51.3 ~ 54.9 | 55.0 ~ 72.0 | 72.1 ~ 76.0 | > 76.0 |
| 168 ~ 168.9 | < 52.0 | 52.0 ~ 55.7 | 55.8 ~ 72.7 | 72.8 ~ 76.6 | > 76.6 |
| 169 ~ 169.9 | < 52.7 | 52.7 ~ 56.5 | 56.6 ~ 73.5 | 73.6 ~ 77.3 | > 77.3 |
| 170 ~ 170.9 | < 53.5 | 53.5 ~ 57.4 | 57.5 ~ 74.2 | 74.3 ~ 78.0 | > 78.0 |
| 171 ~ 171.9 | < 54.3 | 54.3 ~ 58.1 | 58.2 ~ 75.0 | 75.1 ~ 78.9 | > 78.9 |
| 172 ~ 172.9 | < 55.1 | 55.1 ~ 58.9 | 59.0 ~ 75.8 | 75.9 ~ 79.7 | > 79.7 |
| 173 ~ 173.9 | < 55.9 | 55.9 ~ 59.7 | 59.7 ~ 76.6 | 76.7 ~ 80.5 | > 80.5 |
| 174 ~ 174.9 | < 56.8 | 56.8 ~ 60.5 | 60.6 ~ 77.5 | 77.6 ~ 81.3 | > 81.3 |
| 175 ~ 175.9 | < 57.5 | 57.5 ~ 61.5 | 61.6 ~ 78.4 | 78.5 ~ 82.1 | > 82.1 |
| 176 ~ 176.9 | < 58.3 | 58.3 ~ 62.2 | 62.3 ~ 79.1 | 79.2 ~ 83.0 | > 83.0 |
| 177 ~ 177.9 | < 59.1 | 59.1 ~ 62.9 | 63.0 ~ 79.9 | 80.0 ~ 83.7 | > 83.7 |
| 178 ~ 178.9 | < 59.9 | 59.9 ~ 63.6 | 63.7 ~ 80.7 | 80.8 ~ 84.5 | > 84.5 |
| 179 ~ 179.9 | < 60.7 | 60.7 ~ 64.2 | 64.2 ~ 81.7 | 81.8 ~ 85.3 | > 85.3 |
| 180 ~ 180.9 | < 61.5 | 61.5 ~ 65.1 | 65.2 ~ 82.3 | 82.4 ~ 86.0 | > 86.0 |
| 181 ~ 181.9 | < 62.3 | 62.3 ~ 65.6 | 65.7 ~ 82.9 | 83.0 ~ 86.8 | > 86.8 |
| 182 ~ 182.9 | < 63.1 | 63.1 ~ 66.3 | 66.4 ~ 83.8 | 83.9 ~ 87.7 | > 87.7 |
| 183 ~ 183.9 | < 63.9 | 63.9 ~ 67.0 | 67.1 ~ 84.7 | 84.8 ~ 88.6 | > 88.6 |
| 184 ~ 184.9 | < 64.7 | 64.7 ~ 67.7 | 67.8 ~ 85.6 | 85.7 ~ 89.3 | > 89.3 |

（标准来源：国家体育总局.国民体质测定标准手册（成年人部分）[M].北京：人民体育出版社，2003.）

表3-6 40 ~ 49岁成年人身高标准体重评分表（男）

| 身高段（厘米） | 体重（千克） | | | | |
|---|---|---|---|---|---|
| | 1分 | 3分 | 5分 | 3分 | 1分 |
| 142 ~ 142.9 | < 36.9 | 36.9 ~ 38.9 | 39.0 ~ 51.9 | 52.0 ~ 55.2 | > 55.2 |

续表

| 身高段（厘米） | 体重（千克） | | | | |
|---|---|---|---|---|---|
| | 1分 | 3分 | 5分 | 3分 | 1分 |
| 143 ~ 143.9 | < 37.5 | 37.5 ~ 39.7 | 39.8 ~ 52.6 | 52.7 ~ 55.9 | > 55.9 |
| 144 ~ 144.9 | < 38.1 | 38.1 ~ 40.2 | 40.3 ~ 53.4 | 53.5 ~ 56.8 | > 56.8 |
| 145 ~ 145.9 | < 38.7 | 38.7 ~ 40.9 | 41.0 ~ 54.1 | 54.2 ~ 57.7 | > 57.7 |
| 146 ~ 146.9 | < 39.4 | 39.4 ~ 41.5 | 41.6 ~ 54.9 | 55.0 ~ 58.5 | > 58.5 |
| 147 ~ 147.9 | < 40.1 | 40.1 ~ 42.1 | 42.2 ~ 55.5 | 55.6 ~ 59.3 | > 59.3 |
| 148 ~ 148.9 | < 40.8 | 40.8 ~ 42.7 | 42.8 ~ 56.5 | 56.6 ~ 60.1 | > 60.1 |
| 149 ~ 149.9 | < 41.5 | 41.5 ~ 43.3 | 43.4 ~ 57.2 | 57.3 ~ 60.9 | > 60.9 |
| 150 ~ 150.9 | < 42.2 | 42.2 ~ 44.0 | 44.1 ~ 58.0 | 58.1 ~ 61.8 | > 61.8 |
| 151 ~ 151.9 | < 43.0 | 43.0 ~ 44.6 | 44.7 ~ 58.9 | 59.0 ~ 62.6 | > 62.6 |
| 152 ~ 152.9 | < 43.7 | 43.7 ~ 45.3 | 45.4 ~ 59.7 | 59.8 ~ 63.5 | > 63.5 |
| 153 ~ 153.9 | < 44.4 | 44.4 ~ 46.1 | 46.2 ~ 60.7 | 60.8 ~ 64.5 | > 64.5 |
| 154 ~ 154.9 | < 45.0 | 45.0 ~ 46.8 | 46.9 ~ 61.8 | 61.9 ~ 65.6 | > 65.6 |
| 155 ~ 155.9 | < 45.7 | 45.7 ~ 47.6 | 47.7 ~ 62.8 | 62.9 ~ 66.6 | > 66.6 |
| 156 ~ 156.9 | < 46.4 | 46.4 ~ 48.3 | 48.4 ~ 63.9 | 64.0 ~ 67.6 | > 67.6 |
| 157 ~ 157.9 | < 47.1 | 47.1 ~ 48.9 | 49.0 ~ 64.8 | 64.9 ~ 68.6 | > 68.6 |
| 158 ~ 158.9 | < 47.8 | 47.8 ~ 49.7 | 49.8 ~ 65.8 | 65.9 ~ 69.7 | > 69.7 |
| 159 ~ 159.9 | < 48.4 | 48.4 ~ 50.5 | 50.6 ~ 66.3 | 66.4 ~ 70.7 | > 70.7 |
| 160 ~ 160.9 | < 49.0 | 49.0 ~ 51.3 | 51.4 ~ 67.4 | 67.5 ~ 71.8 | > 71.8 |
| 161 ~ 161.9 | < 49.6 | 49.6 ~ 52.2 | 52.3 ~ 68.7 | 68.8 ~ 72.8 | > 72.8 |
| 162 ~ 162.9 | < 50.2 | 50.2 ~ 53.1 | 53.2 ~ 69.9 | 70.0 ~ 73.7 | > 73.7 |
| 163 ~ 163.9 | < 50.7 | 50.7 ~ 53.9 | 54.0 ~ 71.0 | 71.1 ~ 74.7 | > 74.7 |
| 164 ~ 164.9 | < 51.3 | 51.3 ~ 54.6 | 54.7 ~ 72.0 | 72.1 ~ 75.6 | > 75.6 |
| 165 ~ 165.9 | < 51.9 | 51.9 ~ 55.1 | 55.2 ~ 72.9 | 73.0 ~ 76.5 | > 76.5 |
| 166 ~ 166.9 | < 52.4 | 52.4 ~ 55.9 | 56.0 ~ 73.8 | 73.9 ~ 77.4 | > 77.4 |
| 167 ~ 167.9 | < 52.9 | 52.9 ~ 56.5 | 56.6 ~ 74.6 | 74.7 ~ 78.3 | > 78.3 |
| 168 ~ 168.9 | < 53.5 | 53.5 ~ 57.2 | 57.3 ~ 75.5 | 75.6 ~ 79.3 | > 79.3 |
| 169 ~ 169.9 | < 54.2 | 54.2 ~ 57.8 | 57.9 ~ 76.3 | 76.4 ~ 80.4 | > 80.4 |

| 身高段（厘米） | 体重（千克） | | | | |
|---|---|---|---|---|---|
| | 1分 | 3分 | 5分 | 3分 | 1分 |
| 170 ~ 170.9 | < 55.0 | 55.0 ~ 58.6 | 58.7 ~ 77.2 | 77.3 ~ 81.3 | > 81.3 |
| 171 ~ 171.9 | < 55.8 | 55.8 ~ 59.5 | 59.6 ~ 78.1 | 78.2 ~ 82.4 | > 82.4 |
| 172 ~ 172.9 | < 56.4 | 56.4 ~ 60.4 | 60.5 ~ 79.0 | 79.1 ~ 83.5 | > 83.5 |
| 173 ~ 173.9 | < 57.0 | 57.0 ~ 61.2 | 61.3 ~ 80.0 | 80.1 ~ 84.5 | > 84.5 |
| 174 ~ 174.9 | < 57.7 | 57.7 ~ 62.1 | 62.2 ~ 81.0 | 81.1 ~ 85.5 | > 85.5 |
| 175 ~ 175.9 | < 58.3 | 58.3 ~ 62.9 | 63.0 ~ 81.9 | 82.0 ~ 86.5 | > 86.5 |
| 176 ~ 176.9 | < 58.9 | 58.9 ~ 63.7 | 63.8 ~ 83.0 | 83.1 ~ 87.4 | > 87.4 |
| 177 ~ 177.9 | < 59.5 | 59.5 ~ 64.3 | 64.4 ~ 84.1 | 84.2 ~ 88.5 | > 85.5 |
| 178 ~ 178.9 | < 60.1 | 60.1 ~ 65.0 | 65.1 ~ 85.2 | 85.3 ~ 89.5 | > 89.5 |
| 179 ~ 179.9 | < 60.7 | 60.7 ~ 65.7 | 65.8 ~ 86.2 | 86.3 ~ 90.5 | > 90.5 |
| 180 ~ 180.9 | < 61.3 | 61.3 ~ 66.3 | 66.4 ~ 87.4 | 87.5 ~ 91.5 | > 91.5 |
| 181 ~ 181.9 | < 61.9 | 61.9 ~ 67.0 | 67.1 ~ 88.5 | 88.6 ~ 92.6 | > 92.6 |
| 182 ~ 182.9 | < 62.5 | 62.5 ~ 67.9 | 68.0 ~ 89.7 | 89.8 ~ 93.6 | > 93.6 |
| 183 ~ 183.9 | < 63.3 | 63.3 ~ 68.7 | 68.8 ~ 90.8 | 90.9 ~ 94.6 | > 94.6 |
| 184 ~ 184.9 | < 63.8 | 63.8 ~ 69.4 | 69.5 ~ 91.8 | 91.9 ~ 95.7 | > 95.7 |
| 185 ~ 185.9 | < 64.4 | 64.4 ~ 70.1 | 70.2 ~ 91.9 | 92.0 ~ 96.7 | > 96.7 |
| 186 ~ 186.9 | < 65.1 | 65.1 ~ 70.9 | 71.0 ~ 92.9 | 93.0 ~ 97.8 | > 97.8 |
| 187 ~ 187.9 | < 65.7 | 65.7 ~ 71.7 | 71.8 ~ 94.8 | 94.9 ~ 97.9 | > 97.9 |
| 188 ~ 188.9 | < 66.3 | 66.3 ~ 72.5 | 72.6 ~ 95.8 | 95.9 ~ 99.0 | > 99.0 |
| 189 ~ 189.9 | < 67.0 | 67.0 ~ 73.3 | 73.4 ~ 96.9 | 97.0 ~ 100.2 | > 100.2 |
| 190 ~ 190.9 | < 67.6 | 67.6 ~ 74.1 | 74.2 ~ 97.9 | 98.0 ~ 101.4 | > 101.4 |
| 191 ~ 191.9 | < 68.3 | 68.3 ~ 74.9 | 75.0 ~ 99.0 | 99.1 ~ 102.6 | > 102.6 |
| 192 ~ 192.9 | < 68.9 | 68.9 ~ 75.8 | 75.9 ~ 100.2 | 100.3 ~ 103.8 | > 103.8 |
| 193 ~ 193.9 | < 69.5 | 69.5 ~ 76.6 | 76.7 ~ 101.2 | 101.3 ~ 105.0 | > 105.0 |

（标准来源：国家体育总局.国民体质测定标准手册（成年人部分）[M].北京：人民体育出版社，2003.）

表 3-7　40 ～ 49 岁成年人身高标准体重评分表（女）

| 身高段（厘米） | 体重（千克） | | | | |
|---|---|---|---|---|---|
| | 1 分 | 3 分 | 5 分 | 3 分 | 1 分 |
| 140 ～ 140.9 | < 37.3 | 37.3 ～ 39.4 | 39.5 ～ 55.1 | 55.2 ～ 58.8 | > 58.8 |
| 141 ～ 141.9 | < 37.9 | 37.9 ～ 39.9 | 40.0 ～ 55.7 | 55.8 ～ 59.5 | > 59.5 |
| 142 ～ 142.9 | < 38.6 | 38.6 ～ 40.5 | 40.6 ～ 56.2 | 56.3 ～ 60.2 | > 60.2 |
| 143 ～ 143.9 | < 39.1 | 39.1 ～ 41.2 | 41.3 ～ 56.8 | 56.9 ～ 60.9 | > 60.9 |
| 144 ～ 144.9 | < 39.6 | 39.6 ～ 41.7 | 41.8 ～ 57.4 | 57.5 ～ 61.6 | > 61.6 |
| 145 ～ 145.9 | < 40.2 | 40.2 ～ 42.2 | 42.3 ～ 58.1 | 58.2 ～ 62.3 | > 62.3 |
| 146 ～ 146.9 | < 40.8 | 40.8 ～ 42.8 | 42.9 ～ 58.8 | 58.9 ～ 63.0 | > 63.0 |
| 147 ～ 147.9 | < 41.4 | 41.4 ～ 43.5 | 43.6 ～ 59.6 | 59.7 ～ 63.7 | > 63.7 |
| 148 ～ 148.9 | < 42.0 | 42.0 ～ 44.2 | 44.3 ～ 60.5 | 60.6 ～ 64.7 | > 64.7 |
| 149 ～ 149.9 | < 42.6 | 42.6 ～ 44.8 | 44.9 ～ 61.3 | 61.4 ～ 65.8 | > 65.8 |
| 150 ～ 150.9 | < 43.4 | 43.4 ～ 45.3 | 45.4 ～ 62.0 | 62.1 ～ 66.7 | > 66.7 |
| 151 ～ 151.9 | < 44.0 | 44.0 ～ 46.1 | 46.2 ～ 62.8 | 62.9 ～ 67.5 | > 67.5 |
| 152 ～ 152.9 | < 44.6 | 44.6 ～ 46.9 | 47.0 ～ 63.6 | 63.7 ～ 68.3 | > 68.3 |
| 153 ～ 153.9 | < 45.3 | 45.3 ～ 47.6 | 47.7 ～ 64.4 | 64.5 ～ 69.1 | > 69.1 |
| 154 ～ 154.9 | < 46.0 | 46.0 ～ 48.4 | 48.5 ～ 65.4 | 65.5 ～ 69.9 | > 69.9 |
| 155 ～ 155.9 | < 46.7 | 46.7 ～ 49.2 | 49.3 ～ 66.3 | 66.4 ～ 70.6 | > 70.6 |
| 156 ～ 156.9 | < 47.4 | 47.4 ～ 49.8 | 49.9 ～ 67.0 | 67.1 ～ 71.3 | > 71.3 |
| 157 ～ 157.9 | < 48.1 | 48.1 ～ 50.4 | 50.5 ～ 67.7 | 67.8 ～ 71.9 | > 71.9 |
| 158 ～ 158.9 | < 48.7 | 48.7 ～ 51.0 | 51.1 ～ 68.4 | 68.5 ～ 72.6 | > 72.6 |
| 159 ～ 159.9 | < 49.4 | 49.4 ～ 51.6 | 51.7 ～ 69.2 | 69.3 ～ 73.2 | > 73.2 |
| 160 ～ 160.9 | < 50.1 | 50.1 ～ 52.2 | 52.3 ～ 69.9 | 70.0 ～ 74.0 | > 74.0 |
| 161 ～ 161.9 | < 50.7 | 50.7 ～ 52.9 | 53.0 ～ 70.6 | 70.7 ～ 74.7 | > 74.7 |
| 162 ～ 162.9 | < 51.3 | 51.3 ～ 53.6 | 53.7 ～ 71.2 | 71.3 ～ 75.5 | > 75.5 |
| 163 ～ 163.9 | < 51.9 | 51.9 ～ 54.3 | 54.4 ～ 71.9 | 72.0 ～ 76.1 | > 76.1 |
| 164 ～ 164.9 | < 52.5 | 52.5 ～ 55.0 | 55.1 ～ 72.7 | 72.8 ～ 76.9 | > 76.9 |
| 165 ～ 165.9 | < 53.1 | 53.1 ～ 55.8 | 55.9 ～ 73.4 | 73.5 ～ 77.7 | > 77.7 |

续表

| 身高段（厘米） | 体重（千克） | | | | |
|---|---|---|---|---|---|
| | 1分 | 3分 | 5分 | 3分 | 1分 |
| 166 ~ 166.9 | < 53.7 | 53.7 ~ 56.7 | 56.8 ~ 74.2 | 74.3 ~ 78.5 | > 78.5 |
| 167 ~ 167.9 | < 54.3 | 54.3 ~ 57.5 | 57.6 ~ 75.0 | 75.1 ~ 79.3 | > 79.3 |
| 168 ~ 168.9 | < 55.0 | 55.0 ~ 58.1 | 58.2 ~ 75.8 | 75.9 ~ 80.0 | > 80.0 |
| 169 ~ 169.9 | < 55.6 | 55.6 ~ 58.9 | 59.0 ~ 76.6 | 76.7 ~ 80.8 | > 80.8 |
| 170 ~ 170.9 | < 56.3 | 56.3 ~ 59.7 | 59.8 ~ 77.4 | 77.5 ~ 81.5 | > 81.5 |
| 171 ~ 171.9 | < 57.0 | 57.0 ~ 60.4 | 60.5 ~ 78.2 | 78.3 ~ 82.2 | > 82.2 |
| 172 ~ 172.9 | < 57.7 | 57.7 ~ 61.1 | 61.2 ~ 79.0 | 79.1 ~ 83.1 | > 83.1 |
| 173 ~ 173.9 | < 58.5 | 58.5 ~ 61.8 | 61.9 ~ 79.8 | 79.9 ~ 83.9 | > 83.9 |
| 174 ~ 174.9 | < 59.4 | 59.4 ~ 62.7 | 62.8 ~ 80.6 | 80.7 ~ 84.7 | > 84.7 |
| 175 ~ 175.9 | < 60.2 | 60.2 ~ 63.3 | 63.4 ~ 81.4 | 81.5 ~ 85.5 | > 85.5 |
| 176 ~ 176.9 | < 61.0 | 61.0 ~ 64.0 | 64.1 ~ 82.2 | 82.3 ~ 86.3 | > 86.3 |
| 177 ~ 177.9 | < 61.7 | 61.7 ~ 64.8 | 64.9 ~ 82.9 | 83.0 ~ 87.0 | > 87.0 |
| 178 ~ 178.9 | < 62.4 | 62.4 ~ 65.1 | 65.2 ~ 83.7 | 83.8 ~ 87.7 | > 87.7 |
| 179 ~ 179.9 | < 63.1 | 63.1 ~ 65.9 | 66.0 ~ 84.3 | 84.4 ~ 88.5 | > 88.5 |
| 180 ~ 180.9 | < 63.8 | 63.8 ~ 66.8 | 66.9 ~ 85.0 | 85.1 ~ 89.2 | > 89.2 |
| 181 ~ 181.9 | < 64.4 | 64.4 ~ 67.6 | 67.7 ~ 85.7 | 85.8 ~ 89.9 | > 89.9 |
| 182 ~ 182.9 | < 65.1 | 65.1 ~ 68.4 | 68.5 ~ 86.4 | 86.5 ~ 90.6 | > 90.6 |
| 183 ~ 183.9 | < 65.8 | 65.8 ~ 69.2 | 69.3 ~ 87.1 | 87.2 ~ 91.3 | > 91.3 |
| 184 ~ 184.9 | < 66.5 | 66.5 ~ 70.1 | 70.2 ~ 87.9 | 88.0 ~ 92.1 | > 92.1 |

（标准来源：国家体育总局.国民体质测定标准手册（成年人部分）[M].北京：人民体育出版社，2003.）

表3-8　50 ~ 59岁成年人身高标准体重评分表（男）

| 身高段（厘米） | 体重（千克） | | | | |
|---|---|---|---|---|---|
| | 1分 | 3分 | 5分 | 3分 | 1分 |
| 142 ~ 142.9 | < 37.5 | 37.5 ~ 38.9 | 39.0 ~ 52.9 | 53.0 ~ 55.2 | > 55.2 |

| 身高段（厘米） | 体重（千克） | | | | |
|---|---|---|---|---|---|
| | 1分 | 3分 | 5分 | 3分 | 1分 |
| 143 ~ 143.9 | < 38.2 | 38.2 ~ 39.7 | 39.8 ~ 53.6 | 53.7 ~ 55.9 | > 55.9 |
| 144 ~ 144.9 | < 38.9 | 38.9 ~ 40.2 | 40.3 ~ 54.3 | 54.4 ~ 56.8 | > 56.8 |
| 145 ~ 145.9 | < 39.6 | 39.6 ~ 40.9 | 41.0 ~ 55.0 | 55.1 ~ 57.7 | > 57.7 |
| 146 ~ 146.9 | < 40.1 | 40.0 ~ 41.5 | 41.6 ~ 55.7 | 55.8 ~ 58.5 | > 58.5 |
| 147 ~ 147.9 | < 41.1 | 41.1 ~ 42.1 | 42.2 ~ 56.5 | 56.6 ~ 59.3 | > 59.3 |
| 148 ~ 148.9 | < 41.6 | 41.6 ~ 42.7 | 42.8 ~ 57.3 | 57.4 ~ 60.1 | > 60.1 |
| 149 ~ 149.9 | < 42.1 | 42.1 ~ 43.3 | 43.4 ~ 58.2 | 58.3 ~ 60.9 | > 60.9 |
| 150 ~ 150.9 | < 42.8 | 42.8 ~ 44.0 | 44.1 ~ 59.0 | 59.1 ~ 61.8 | > 61.8 |
| 151 ~ 151.9 | < 43.6 | 43.6 ~ 44.6 | 44.7 ~ 59.9 | 60.0 ~ 62.6 | > 62.6 |
| 152 ~ 152.9 | < 44.3 | 44.3 ~ 45.3 | 45.4 ~ 60.7 | 60.8 ~ 63.5 | > 63.5 |
| 153 ~ 153.9 | < 45.0 | 45.0 ~ 46.1 | 46.2 ~ 61.7 | 61.8 ~ 64.5 | > 64.5 |
| 154 ~ 154.9 | < 45.7 | 45.7 ~ 46.8 | 46.9 ~ 62.8 | 62.9 ~ 65.6 | > 65.6 |
| 155 ~ 155.9 | < 46.3 | 46.3 ~ 47.6 | 47.7 ~ 63.8 | 63.9 ~ 66.6 | > 66.6 |
| 156 ~ 156.9 | < 46.9 | 46.9 ~ 48.3 | 48.4 ~ 64.9 | 65.0 ~ 67.6 | > 67.6 |
| 157 ~ 157.9 | < 47.4 | 47.4 ~ 48.9 | 49.0 ~ 65.8 | 65.9 ~ 68.6 | > 68.6 |
| 158 ~ 158.9 | < 48.0 | 48.0 ~ 49.7 | 49.8 ~ 66.8 | 66.9 ~ 69.7 | > 69.7 |
| 159 ~ 159.9 | < 48.5 | 48.5 ~ 50.5 | 50.6 ~ 67.3 | 67.4 ~ 70.7 | > 70.7 |
| 160 ~ 160.9 | < 49.0 | 49.0 ~ 51.3 | 51.4 ~ 68.4 | 68.5 ~ 71.8 | > 71.8 |
| 161 ~ 161.9 | < 49.6 | 49.6 ~ 52.2 | 52.3 ~ 69.7 | 69.8 ~ 72.8 | > 72.8 |
| 162 ~ 162.9 | < 50.2 | 50.2 ~ 53.1 | 53.2 ~ 70.9 | 71.0 ~ 73.7 | > 73.7 |
| 163 ~ 163.9 | < 50.7 | 50.7 ~ 53.9 | 54.0 ~ 72.0 | 72.1 ~ 74.7 | > 74.7 |
| 164 ~ 164.9 | < 51.3 | 51.3 ~ 54.6 | 54.7 ~ 73.0 | 73.1 ~ 75.6 | > 75.6 |
| 165 ~ 165.9 | < 51.9 | 51.9 ~ 55.1 | 55.2 ~ 73.9 | 74.0 ~ 76.5 | > 76.5 |
| 166 ~ 166.9 | < 52.4 | 52.4 ~ 55.9 | 56.0 ~ 74.8 | 74.9 ~ 77.4 | > 77.4 |
| 167 ~ 167.9 | < 52.9 | 52.9 ~ 56.5 | 56.6 ~ 75.6 | 75.7 ~ 78.3 | > 78.3 |
| 168 ~ 168.9 | < 53.5 | 53.5 ~ 57.2 | 57.3 ~ 76.5 | 76.6 ~ 79.3 | > 79.3 |
| 169 ~ 169.9 | < 54.2 | 54.2 ~ 57.8 | 57.9 ~ 77.3 | 77.4 ~ 80.4 | > 80.4 |

续表

| 身高段（厘米） | 体重（千克） | | | | |
|---|---|---|---|---|---|
| | 1 分 | 3 分 | 5 分 | 3 分 | 1 分 |
| 170 ~ 170.9 | < 55.0 | 55.0 ~ 58.6 | 58.7 ~ 78.2 | 78.3 ~ 81.3 | > 81.3 |
| 171 ~ 171.9 | < 55.8 | 55.8 ~ 59.5 | 59.6 ~ 79.1 | 79.2 ~ 82.4 | > 82.4 |
| 172 ~ 172.9 | < 56.4 | 56.4 ~ 60.4 | 60.5 ~ 80.0 | 80.1 ~ 83.5 | > 83.5 |
| 173 ~ 173.9 | < 57.0 | 57.0 ~ 61.2 | 61.3 ~ 81.0 | 81.1 ~ 84.5 | > 84.5 |
| 174 ~ 174.9 | < 57.7 | 57.7 ~ 62.1 | 62.2 ~ 82.0 | 82.1 ~ 85.5 | > 85.5 |
| 175 ~ 175.9 | < 58.3 | 58.3 ~ 62.9 | 63.0 ~ 82.9 | 83.0 ~ 86.5 | > 86.5 |
| 176 ~ 176.9 | < 58.9 | 58.9 ~ 63.7 | 63.8 ~ 84.0 | 84.1 ~ 87.4 | > 87.4 |
| 177 ~ 177.9 | < 59.5 | 59.5 ~ 64.3 | 64.4 ~ 85.1 | 85.2 ~ 88.5 | > 88.5 |
| 178 ~ 178.9 | < 60.1 | 60.1 ~ 65.0 | 65.1 ~ 86.2 | 86.3 ~ 89.5 | > 89.5 |
| 179 ~ 179.9 | < 60.7 | 60.7 ~ 65.7 | 65.8 ~ 87.2 | 87.3 ~ 90.5 | > 90.5 |
| 180 ~ 180.9 | < 61.3 | 61.3 ~ 66.3 | 66.4 ~ 88.2 | 88.3 ~ 91.5 | > 91.5 |
| 181 ~ 181.9 | < 61.9 | 61.9 ~ 67.0 | 67.1 ~ 89.1 | 89.2 ~ 92.6 | > 92.6 |
| 182 ~ 182.9 | < 62.5 | 62.5 ~ 67.9 | 68.0 ~ 90.1 | 90.2 ~ 93.6 | > 93.6 |
| 183 ~ 183.9 | < 63.3 | 63.3 ~ 68.7 | 68.8 ~ 91.0 | 91.1 ~ 94.6 | > 94.6 |
| 184 ~ 184.9 | < 63.8 | 63.8 ~ 69.4 | 69.5 ~ 91.9 | 92.0 ~ 95.7 | > 95.7 |
| 185 ~ 185.9 | < 64.4 | 64.4 ~ 70.1 | 70.2 ~ 92.9 | 93.0 ~ 96.7 | > 96.7 |
| 186 ~ 186.9 | < 65.1 | 65.1 ~ 70.9 | 71.0 ~ 93.9 | 94.0 ~ 97.8 | > 97.8 |
| 187 ~ 187.9 | < 65.7 | 65.7 ~ 71.7 | 71.8 ~ 94.8 | 94.9 ~ 97.9 | > 97.9 |
| 188 ~ 188.9 | < 66.3 | 66.3 ~ 72.5 | 72.6 ~ 95.8 | 95.9 ~ 99.0 | > 99.0 |
| 189 ~ 189.9 | < 67.0 | 67.0 ~ 73.3 | 73.4 ~ 96.9 | 97.0 ~ 100.2 | > 100.2 |
| 190 ~ 190.9 | < 67.6 | 67.6 ~ 74.1 | 74.2 ~ 97.9 | 98.0 ~ 101.4 | > 101.4 |
| 191 ~ 191.9 | < 68.3 | 68.3 ~ 74.9 | 75.0 ~ 99.0 | 99.1 ~ 102.6 | > 102.6 |
| 192 ~ 192.9 | < 68.9 | 68.9 ~ 75.8 | 75.9 ~ 100.2 | 100.3 ~ 103.8 | > 103.8 |
| 193 ~ 193.9 | < 69.5 | 69.5 ~ 76.6 | 76.7 ~ 101.2 | 101.3 ~ 105.0 | > 105.0 |

（标准来源：国家体育总局.国民体质测定标准手册（成年人部分）[M].北京：人民体育出版社，2003.）

表 3-9　50～59 岁成年人身高标准体重评分表（女）

| 身高段（厘米） | 体重（千克） | | | | |
|---|---|---|---|---|---|
| | 1分 | 3分 | 5分 | 3分 | 1分 |
| 140～140.9 | ＜37.3 | 37.3～40.4 | 40.5～55.2 | 55.3～58.3 | ＞58.3 |
| 141～141.9 | ＜37.9 | 37.9～40.9 | 41.0～55.7 | 55.8～59.1 | ＞59.1 |
| 142～142.9 | ＜38.6 | 38.6～41.5 | 41.6～56.2 | 56.3～59.9 | ＞59.9 |
| 143～143.9 | ＜39.1 | 39.1～42.2 | 42.3～56.8 | 56.9～60.6 | ＞60.6 |
| 144～144.9 | ＜39.6 | 39.6～42.7 | 42.8～57.4 | 57.5～61.4 | ＞61.4 |
| 145～145.9 | ＜40.2 | 40.2～43.2 | 43.3～58.1 | 58.2～62.2 | ＞62.2 |
| 146～146.9 | ＜40.8 | 40.8～43.8 | 43.9～58.8 | 58.9～63.0 | ＞63.0 |
| 147～147.9 | ＜41.4 | 41.4～44.5 | 44.6～59.6 | 59.7～63.9 | ＞63.9 |
| 148～148.9 | ＜42.0 | 42.0～45.2 | 45.3～60.5 | 60.6～64.8 | ＞64.8 |
| 149～149.9 | ＜42.6 | 42.6～45.8 | 45.9～61.3 | 61.4～65.8 | ＞65.8 |
| 150～150.9 | ＜43.4 | 43.4～46.3 | 46.4～62.0 | 62.1～66.7 | ＞66.7 |
| 151～151.9 | ＜44.0 | 44.0～47.1 | 47.2～62.8 | 62.9～67.5 | ＞67.5 |
| 152～152.9 | ＜44.6 | 44.6～47.9 | 48.0～63.6 | 63.7～68.3 | ＞68.3 |
| 153～153.9 | ＜45.3 | 45.3～48.6 | 48.7～64.4 | 64.5～69.1 | ＞69.1 |
| 154～154.9 | ＜46.0 | 46.0～49.4 | 49.5～65.2 | 65.3～69.9 | ＞69.9 |
| 155～155.9 | ＜46.7 | 46.7～50.2 | 50.3～66.0 | 66.1～70.6 | ＞70.6 |
| 156～156.9 | ＜47.4 | 47.4～50.8 | 50.9～66.7 | 66.8～71.3 | ＞71.3 |
| 157～157.9 | ＜48.1 | 48.1～51.4 | 51.5～67.4 | 67.5～71.9 | ＞71.9 |
| 158～158.9 | ＜48.7 | 48.7～52.0 | 52.1～68.1 | 68.2～72.6 | ＞72.6 |
| 159～159.9 | ＜49.4 | 49.4～52.6 | 52.7～69.0 | 69.1～73.2 | ＞73.2 |
| 160～160.9 | ＜50.1 | 50.1～53.2 | 53.3～69.9 | 70.0～74.0 | ＞74.0 |
| 161～161.9 | ＜50.7 | 50.7～53.9 | 54.0～70.6 | 70.7～74.7 | ＞74.7 |
| 162～162.9 | ＜51.3 | 51.3～54.6 | 54.7～71.3 | 71.4～75.5 | ＞75.5 |
| 163～163.9 | ＜51.9 | 51.9～55.3 | 55.4～72.0 | 72.1～76.1 | ＞76.1 |
| 164～164.9 | ＜52.5 | 52.5～56.0 | 56.1～72.7 | 72.8～76.9 | ＞76.9 |
| 165～165.9 | ＜53.1 | 53.1～56.8 | 56.9～73.4 | 73.5～77.7 | ＞77.7 |

| 身高段（厘米） | 体重（千克） | | | | |
|---|---|---|---|---|---|
| | 1 分 | 3 分 | 5 分 | 3 分 | 1 分 |
| 166 ~ 166.9 | < 53.7 | 53.7 ~ 57.7 | 57.8 ~ 74.2 | 74.3 ~ 78.5 | > 78.5 |
| 167 ~ 167.9 | < 54.3 | 54.3 ~ 58.5 | 58.6 ~ 75.0 | 75.1 ~ 79.3 | > 79.3 |
| 168 ~ 168.9 | < 55.0 | 55.0 ~ 59.1 | 59.2 ~ 75.8 | 75.9 ~ 80.0 | > 80.0 |
| 169 ~ 169.9 | < 55.6 | 55.6 ~ 59.9 | 60.0 ~ 76.6 | 76.7 ~ 80.8 | > 80.8 |
| 170 ~ 170.9 | < 56.3 | 56.3 ~ 60.7 | 60.8 ~ 77.4 | 77.5 ~ 81.5 | > 81.5 |
| 171 ~ 171.9 | < 57.0 | 57.0 ~ 61.4 | 61.5 ~ 78.2 | 78.3 ~ 82.2 | > 82.2 |
| 172 ~ 172.9 | < 57.7 | 57.7 ~ 62.1 | 62.2 ~ 79.0 | 79.1 ~ 83.1 | > 83.1 |
| 173 ~ 173.9 | < 58.5 | 58.5 ~ 62.8 | 62.9 ~ 79.8 | 79.9 ~ 83.9 | > 83.9 |
| 174 ~ 174.9 | < 59.4 | 59.4 ~ 63.7 | 63.8 ~ 80.7 | 80.8 ~ 84.7 | > 84.7 |
| 175 ~ 175.9 | < 60.2 | 60.2 ~ 64.3 | 64.4 ~ 81.5 | 81.6 ~ 85.5 | > 85.5 |
| 176 ~ 176.9 | < 61.0 | 61.0 ~ 65.0 | 65.1 ~ 82.2 | 82.3 ~ 86.3 | > 86.3 |
| 177 ~ 177.9 | < 61.7 | 61.7 ~ 65.8 | 65.9 ~ 83.0 | 83.1 ~ 87.0 | > 87.0 |
| 178 ~ 178.9 | < 62.4 | 62.4 ~ 66.1 | 66.2 ~ 83.7 | 83.8 ~ 87.7 | > 87.7 |
| 179 ~ 179.9 | < 63.1 | 63.1 ~ 66.9 | 67.0 ~ 84.3 | 84.4 ~ 88.5 | > 88.5 |
| 180 ~ 180.9 | < 63.8 | 63.8 ~ 67.8 | 67.9 ~ 85.0 | 85.1 ~ 89.2 | > 89.2 |
| 181 ~ 181.9 | < 64.4 | 64.4 ~ 68.6 | 68.7 ~ 85.7 | 85.8 ~ 89.9 | > 89.9 |
| 182 ~ 182.9 | < 65.1 | 65.1 ~ 69.4 | 69.5 ~ 86.4 | 86.5 ~ 90.5 | > 90.5 |
| 183 ~ 183.9 | < 65.8 | 65.8 ~ 70.2 | 70.3 ~ 87.1 | 87.2 ~ 91.1 | > 91.1 |
| 184 ~ 184.9 | < 66.5 | 66.5 ~ 71.1 | 71.2 ~ 87.9 | 88.0 ~ 91.8 | > 91.8 |

（标准来源：国家体育总局 . 国民体质测定标准手册（成年人部分）[M]. 北京：人民体育出版社，2003.）

表 3-10 60 ~ 69 岁老年人身高标准体重评分表（男）

| 身高段（厘米） | 体重（千克） | | | | |
|---|---|---|---|---|---|
| | 1 分 | 3 分 | 5 分 | 3 分 | 1 分 |
| 140 ~ 140.9 | < 33.9 | 33.9 ~ 35.6 | 35.7 ~ 53.2 | 53.3 ~ 56.9 | > 56.9 |

续表

| 身高段（厘米） | 体重（千克） | | | | |
|---|---|---|---|---|---|
| | 1分 | 3分 | 5分 | 3分 | 1分 |
| 141 ~ 141.9 | < 34.5 | 34.5 ~ 36.3 | 36.4 ~ 53.9 | 54.0 ~ 57.4 | > 57.4 |
| 142 ~ 142.9 | < 35.1 | 35.1 ~ 37.1 | 37.2 ~ 54.5 | 54.6 ~ 58.0 | > 58.0 |
| 143 ~ 143.9 | < 35.7 | 35.7 ~ 37.9 | 38.0 ~ 55.1 | 55.2 ~ 58.6 | > 58.6 |
| 144 ~ 144.9 | < 36.3 | 36.3 ~ 38.7 | 38.8 ~ 55.8 | 55.9 ~ 59.3 | > 59.3 |
| 145 ~ 145.9 | < 36.9 | 36.9 ~ 39.5 | 39.6 ~ 56.4 | 56.5 ~ 60.0 | > 60.0 |
| 146 ~ 146.9 | < 37.5 | 37.5 ~ 40.3 | 40.4 ~ 57.0 | 57.1 ~ 60.6 | > 60.6 |
| 147 ~ 147.9 | < 38.1 | 38.1 ~ 41.1 | 41.2 ~ 57.6 | 57.7 ~ 61.2 | > 61.2 |
| 148 ~ 148.9 | < 38.8 | 38.8 ~ 41.9 | 42.0 ~ 58.2 | 58.3 ~ 61.9 | > 61.9 |
| 149 ~ 149.9 | < 39.5 | 39.5 ~ 42.7 | 42.8 ~ 58.8 | 58.9 ~ 62.5 | > 62.5 |
| 150 ~ 150.9 | < 40.1 | 40.1 ~ 43.5 | 43.6 ~ 59.4 | 59.5 ~ 63.4 | > 63.4 |
| 151 ~ 151.9 | < 40.7 | 40.7 ~ 44.2 | 44.3 ~ 60.1 | 60.2 ~ 64.0 | > 64.0 |
| 152 ~ 152.9 | < 41.3 | 41.3 ~ 44.9 | 45.0 ~ 60.6 | 60.7 ~ 64.8 | > 64.8 |
| 153 ~ 153.9 | < 41.9 | 41.9 ~ 45.6 | 45.7 ~ 61.2 | 61.3 ~ 65.7 | > 65.7 |
| 154 ~ 154.9 | < 42.5 | 42.5 ~ 46.4 | 46.5 ~ 61.8 | 61.9 ~ 66.7 | > 66.7 |
| 155 ~ 155.9 | < 43.1 | 43.1 ~ 47.2 | 47.3 ~ 62.5 | 62.6 ~ 67.6 | > 67.6 |
| 156 ~ 156.9 | < 43.7 | 43.7 ~ 48.1 | 48.2 ~ 63.3 | 63.4 ~ 68.6 | > 68.6 |
| 157 ~ 157.9 | < 44.3 | 44.3 ~ 49.0 | 49.1 ~ 64.1 | 64.2 ~ 69.6 | > 69.6 |
| 158 ~ 158.9 | < 44.9 | 44.9 ~ 49.9 | 50.0 ~ 64.9 | 65.0 ~ 70.4 | > 70.4 |
| 159 ~ 159.9 | < 45.5 | 45.5 ~ 50.7 | 50.8 ~ 65.7 | 65.8 ~ 71.3 | > 71.3 |
| 160 ~ 160.9 | < 46.2 | 46.2 ~ 51.6 | 51.7 ~ 66.6 | 66.7 ~ 72.0 | > 72.0 |
| 161 ~ 161.9 | < 46.9 | 46.9 ~ 52.7 | 52.8 ~ 67.4 | 67.5 ~ 72.9 | > 72.9 |
| 162 ~ 162.9 | < 47.6 | 47.6 ~ 53.7 | 53.8 ~ 68.3 | 68.4 ~ 73.7 | > 73.7 |
| 163 ~ 163.9 | < 48.4 | 48.4 ~ 54.8 | 54.9 ~ 69.2 | 69.3 ~ 74.6 | > 74.6 |
| 164 ~ 164.9 | < 49.5 | 49.5 ~ 55.7 | 55.8 ~ 70.0 | 70.1 ~ 75.6 | > 75.6 |
| 165 ~ 165.9 | < 50.4 | 50.4 ~ 56.7 | 56.8 ~ 71.0 | 71.1 ~ 76.6 | > 76.6 |
| 166 ~ 166.9 | < 51.2 | 51.2 ~ 57.6 | 57.7 ~ 72.2 | 72.3 ~ 77.6 | > 77.6 |

续表

| 身高段（厘米） | 体重（千克） | | | | |
|---|---|---|---|---|---|
| | 1分 | 3分 | 5分 | 3分 | 1分 |
| 167 ~ 167.9 | < 52.0 | 52.0 ~ 58.4 | 58.5 ~ 73.3 | 73.4 ~ 78.6 | > 78.6 |
| 168 ~ 168.9 | < 52.8 | 52.8 ~ 59.2 | 59.3 ~ 73.9 | 74.0 ~ 79.7 | > 79.7 |
| 169 ~ 169.9 | < 53.6 | 53.6 ~ 60.1 | 60.2 ~ 75.5 | 75.6 ~ 80.7 | > 80.7 |
| 170 ~ 170.9 | < 54.4 | 54.4 ~ 60.9 | 61.0 ~ 76.5 | 76.6 ~ 81.8 | > 81.8 |
| 171 ~ 171.9 | < 55.1 | 55.1 ~ 61.7 | 61.8 ~ 77.5 | 77.6 ~ 82.8 | > 82.8 |
| 172 ~ 172.9 | < 55.7 | 55.7 ~ 62.4 | 62.5 ~ 78.5 | 78.6 ~ 83.8 | > 83.8 |
| 173 ~ 173.9 | < 56.4 | 56.4 ~ 63.1 | 63.2 ~ 79.5 | 79.6 ~ 84.7 | > 84.7 |
| 174 ~ 174.9 | < 57.1 | 57.1 ~ 63.8 | 63.9 ~ 80.4 | 80.5 ~ 85.7 | > 85.7 |
| 175 ~ 175.9 | < 57.9 | 57.9 ~ 64.6 | 64.7 ~ 81.5 | 81.6 ~ 86.7 | > 86.7 |
| 176 ~ 176.9 | < 58.7 | 58.7 ~ 65.4 | 65.5 ~ 82.4 | 82.5 ~ 87.6 | > 87.6 |
| 177 ~ 177.9 | < 59.4 | 59.4 ~ 66.2 | 66.3 ~ 83.3 | 83.4 ~ 88.6 | > 88.6 |
| 178 ~ 178.9 | < 60.1 | 60.1 ~ 67.1 | 67.2 ~ 84.3 | 84.4 ~ 89.5 | > 89.5 |
| 179 ~ 179.9 | < 60.7 | 60.7 ~ 68.0 | 68.1 ~ 85.2 | 85.3 ~ 90.5 | > 90.5 |
| 180 ~ 180.9 | < 61.4 | 61.4 ~ 68.7 | 68.8 ~ 86.1 | 86.2 ~ 91.3 | > 91.3 |
| 181 ~ 181.9 | < 62.1 | 62.1 ~ 69.5 | 69.6 ~ 87.0 | 87.1 ~ 92.1 | > 92.1 |
| 182 ~ 182.9 | < 62.8 | 62.8 ~ 70.3 | 70.4 ~ 88.0 | 88.1 ~ 92.9 | > 92.9 |
| 183 ~ 183.9 | < 63.5 | 63.5 ~ 71.2 | 71.3 ~ 88.9 | 89.0 ~ 93.6 | > 93.6 |
| 184 ~ 184.9 | < 64.1 | 64.1 ~ 72.1 | 72.2 ~ 89.9 | 90.0 ~ 94.4 | > 94.4 |
| 185 ~ 185.9 | < 64.7 | 64.7 ~ 72.9 | 73.0 ~ 90.8 | 90.9 ~ 95.3 | > 95.3 |
| 186 ~ 186.9 | < 65.3 | 65.3 ~ 73.6 | 73.7 ~ 91.8 | 91.9 ~ 96.1 | > 96.1 |
| 187 ~ 187.9 | < 66.0 | 66.0 ~ 74.4 | 74.5 ~ 92.7 | 92.8 ~ 96.8 | > 96.8 |

（标准来源：国家体育总局.国民体质测定标准手册（老年人部分）[M].北京：人民体育出版社，2003.）

表 3-11　60 ~ 69 岁老年人身高标准体重评分表（女）

| 身高段（厘米） | 体重（千克） | | | | |
|---|---|---|---|---|---|
| | 1分 | 3分 | 5分 | 3分 | 1分 |
| 135 ~ 135.9 | < 32.4 | 32.4 ~ 34.6 | 34.7 ~ 52.4 | 52.5 ~ 55.3 | > 55.3 |
| 136 ~ 136.9 | < 33.0 | 33.0 ~ 35.2 | 35.3 ~ 52.9 | 53.0 ~ 55.9 | > 55.9 |
| 137 ~ 137.9 | < 33.6 | 33.6 ~ 35.8 | 35.9 ~ 53.5 | 53.6 ~ 56.6 | > 56.6 |
| 138 ~ 138.9 | < 34.3 | 34.3 ~ 36.4 | 36.5 ~ 54.1 | 54.2 ~ 57.2 | > 57.2 |
| 139 ~ 139.9 | < 34.9 | 34.9 ~ 37.1 | 37.2 ~ 54.7 | 54.8 ~ 58.0 | > 58.0 |
| 140 ~ 140.9 | < 35.4 | 35.4 ~ 38.1 | 38.2 ~ 55.4 | 55.5 ~ 58.8 | > 58.8 |
| 141 ~ 141.9 | < 36.0 | 36.0 ~ 38.6 | 38.7 ~ 56.1 | 56.2 ~ 59.5 | > 59.5 |
| 142 ~ 142.9 | < 36.6 | 36.6 ~ 39.7 | 39.8 ~ 56.7 | 56.8 ~ 60.1 | > 60.1 |
| 143 ~ 143.9 | < 37.2 | 37.2 ~ 40.4 | 40.5 ~ 57.3 | 57.4 ~ 60.7 | > 60.7 |
| 144 ~ 144.9 | < 37.8 | 37.8 ~ 41.2 | 41.3 ~ 58.0 | 58.1 ~ 61.3 | > 61.3 |
| 145 ~ 145.9 | < 38.4 | 38.4 ~ 42.0 | 42.1 ~ 58.6 | 58.7 ~ 61.9 | > 61.9 |
| 146 ~ 146.9 | < 39.0 | 39.0 ~ 42.8 | 42.9 ~ 59.1 | 59.2 ~ 62.5 | > 62.5 |
| 147 ~ 147.9 | < 39.6 | 39.6 ~ 43.6 | 43.7 ~ 59.8 | 59.9 ~ 63.2 | > 63.2 |
| 148 ~ 148.9 | < 40.3 | 40.3 ~ 44.4 | 44.5 ~ 60.4 | 60.5 ~ 63.9 | > 63.9 |
| 149 ~ 149.9 | < 41.0 | 41.0 ~ 45.2 | 45.3 ~ 61.0 | 61.1 ~ 64.5 | > 64.5 |
| 150 ~ 150.9 | < 41.6 | 41.6 ~ 46.0 | 46.1 ~ 61.6 | 61.7 ~ 65.2 | > 65.2 |
| 151 ~ 151.9 | < 42.2 | 42.2 ~ 46.7 | 46.8 ~ 62.3 | 62.4 ~ 65.9 | > 65.9 |
| 152 ~ 152.9 | < 42.8 | 42.8 ~ 47.4 | 47.5 ~ 62.8 | 62.9 ~ 66.8 | > 66.8 |
| 153 ~ 153.9 | < 43.4 | 43.4 ~ 48.1 | 48.2 ~ 63.4 | 63.5 ~ 67.7 | > 67.7 |
| 154 ~ 154.9 | < 44.0 | 44.0 ~ 48.9 | 49.0 ~ 64.0 | 64.1 ~ 68.7 | > 68.7 |
| 155 ~ 155.9 | < 44.6 | 44.6 ~ 49.7 | 49.8 ~ 64.7 | 64.8 ~ 69.7 | > 69.7 |
| 156 ~ 156.9 | < 45.2 | 45.2 ~ 50.6 | 50.7 ~ 65.5 | 65.6 ~ 70.6 | > 70.6 |
| 157 ~ 157.9 | < 45.8 | 45.8 ~ 51.5 | 51.6 ~ 66.3 | 66.4 ~ 71.5 | > 71.5 |
| 158 ~ 158.9 | < 46.4 | 46.4 ~ 52.4 | 52.5 ~ 67.1 | 67.2 ~ 72.3 | > 72.3 |
| 159 ~ 159.9 | < 47.0 | 47.0 ~ 53.3 | 53.4 ~ 67.9 | 68.0 ~ 73.3 | > 73.3 |
| 160 ~ 160.9 | < 47.6 | 47.6 ~ 54.2 | 54.3 ~ 68.8 | 68.9 ~ 74.1 | > 74.1 |

续表

| 身高段（厘米） | 体重（千克） | | | | |
|---|---|---|---|---|---|
| | 1分 | 3分 | 5分 | 3分 | 1分 |
| 161 ~ 161.9 | < 48.3 | 48.3 ~ 55.1 | 55.2 ~ 69.6 | 69.7 ~ 74.9 | > 74.9 |
| 162 ~ 162.9 | < 49.1 | 49.1 ~ 56.1 | 56.2 ~ 70.5 | 70.6 ~ 75.8 | > 75.8 |
| 163 ~ 163.9 | < 49.9 | 49.9 ~ 57.0 | 57.1 ~ 71.4 | 71.5 ~ 76.7 | > 76.7 |
| 164 ~ 164.9 | < 50.9 | 50.9 ~ 57.9 | 58.0 ~ 72.2 | 72.3 ~ 77.6 | > 77.6 |
| 165 ~ 165.9 | < 51.7 | 51.7 ~ 58.8 | 58.9 ~ 73.2 | 73.3 ~ 78.6 | > 78.6 |
| 166 ~ 166.9 | < 52.6 | 52.6 ~ 59.9 | 60.0 ~ 74.4 | 74.5 ~ 79.6 | > 79.6 |
| 167 ~ 167.9 | < 53.4 | 53.4 ~ 60.8 | 60.9 ~ 75.5 | 75.6 ~ 80.6 | > 80.6 |
| 168 ~ 168.9 | < 54.2 | 54.2 ~ 61.6 | 61.7 ~ 76.6 | 76.7 ~ 81.7 | > 81.7 |
| 169 ~ 169.9 | < 55.0 | 55.0 ~ 62.5 | 62.6 ~ 77.7 | 77.8 ~ 82.7 | > 82.7 |
| 170 ~ 170.9 | < 55.8 | 55.8 ~ 63.3 | 63.4 ~ 78.7 | 78.8 ~ 83.8 | > 83.8 |
| 171 ~ 171.9 | < 56.5 | 56.5 ~ 64.1 | 64.2 ~ 79.7 | 79.8 ~ 84.8 | > 84.8 |
| 172 ~ 172.9 | < 57.2 | 57.2 ~ 64.8 | 64.9 ~ 80.7 | 80.8 ~ 85.8 | > 85.8 |
| 173 ~ 173.9 | < 57.9 | 57.9 ~ 65.6 | 65.7 ~ 81.7 | 81.8 ~ 86.7 | > 86.7 |
| 174 ~ 174.9 | < 58.6 | 58.6 ~ 66.2 | 66.3 ~ 82.7 | 82.8 ~ 87.7 | > 87.7 |
| 175 ~ 175.9 | < 59.4 | 59.4 ~ 67.0 | 67.1 ~ 83.7 | 83.8 ~ 88.6 | > 88.6 |
| 176 ~ 176.9 | < 60.2 | 60.2 ~ 67.8 | 67.9 ~ 84.6 | 84.7 ~ 89.6 | > 89.6 |
| 177 ~ 177.9 | < 61.0 | 61.0 ~ 68.6 | 68.7 ~ 85.5 | 85.6 ~ 90.7 | > 90.7 |
| 178 ~ 178.9 | < 61.7 | 61.7 ~ 69.5 | 69.6 ~ 86.5 | 86.6 ~ 91.6 | > 91.6 |
| 179 ~ 179.9 | < 62.4 | 62.4 ~ 70.3 | 70.4 ~ 87.5 | 87.6 ~ 92.5 | > 92.5 |
| 180 ~ 180.9 | < 63.1 | 63.1 ~ 71.0 | 71.1 ~ 88.3 | 88.4 ~ 93.4 | > 93.4 |

（标准来源：国家体育总局.国民体质测定标准手册（老年人部分）[M].北京：人民体育出版社，2003.）

# 二、BMI 指数

BMI 指数英文为 body mass index，简称 BMI（即身体质量指数，简称体质指数），是目前国际上通用的衡量人体胖瘦程度以及是否健康的标准。BMI 指数的计算适用于 20 ～ 69 岁各年龄段的戒毒人员。

（一）BMI 指数计算

该指数是用体重数值（千克）除以身高数值的平方（平方米）得出的数字，计算公式如下：

身体质量指数（BMI）= 体重（kg）÷ 身高$^2$（m$^2$）

（二）BMI 指数评定标准

BMI 指数是与体内脂肪总量密切相关的指标，该指标考虑了体重和身高两方面因素。BMI 简单实用，可反映全身性胖瘦程度，成人 BMI 数值的评定标准有 WHO 标准、亚洲标准和中国标准。BMI 指数评定标准详见表3–12。

表 3–12　BMI 指数评定标准

| BMI 分类 | WHO 标准 | 亚洲标准 | 中国标准 | 相关疾病发病危险性 |
|---|---|---|---|---|
| 偏瘦 | < 18.5 | < 18.5 | < 18.5 | 低（但其他疾病危险性增加） |
| 正常 | 18.5 ～ 24.9 | 18.5 ～ 22.9 | 18.5 ～ 23.9 | 平均水平 |
| 超重 | ≥ 25.0 | ≥ 23.0 | ≥ 24.0 | 增加 |
| 偏胖 | 25.0 ～ 29.9 | 23.0 ～ 24.9 | 24.0 ～ 26.9 | 增加 |
| I 肥胖 | 30.0 ～ 34.9 | 25.0 ～ 29.9 | 27.0 ～ 29.9 | 中度增加 |
| II 肥胖 | 35.0 ～ 39.9 | ≥ 30.0 | ≥ 30.0 | 严重增加 |
| III 肥胖 | ≥ 40.0 | ≥ 40.0 | ≥ 40.0 | 非常严重增加 |

注意事项

BMI 指数评定并不适用于所有的人，如：未满 18 岁、运动员、经常进行力量训练的人、怀孕或哺乳中、身体虚弱或久坐不动的老人等。

## 三、身体成分

身体成分是指体内各种成分的含量，是反映人体内部结构比例特征的指标，常用身体内各种物质的组成和比例表示。身体的强弱与否和身体成分有着密切的关系。身体成分测试分析适用于20～69岁各年龄段的戒毒人员。

### （一）身体成分主要组成

人的身体成分主要是由水（body water）、蛋白质（protein）、脂肪（body-fat）、矿物质（mineral）构成的。人体成分的均衡是维持健康状态最基本的条件。

水：水占人体体重的60%～70%，主要构成人体的体液，包括细胞内液（intracellular fluid）和细胞外液（extracellular fluid）。正常状态下人体的细胞内液和细胞外液的比例保持2∶1，这种分布比例维持着稳定平衡。但如果新陈代谢出现问题，原来的水分分布将失去均衡，这将影响到细胞的生存环境，从而危害人体健康。身体成分测量可以分析身体总水分以及细胞内外水分，从而了解戒毒人员身体水分的分布情况。

蛋白质：蛋白质是生命的物质基础，一般用来指含氮一类的有机化合物，其基本的结构单位是氨基酸。蛋白质是组成人体一切细胞、组织的重要成分。若蛋白质摄入过量，会在体内转化成脂肪，形成脂肪堆积；相反，若蛋白质缺乏，会出现营养不良、免疫力低下、乏力、运动能力减退等症状。身体成分分析中蛋白质的含量可以反映戒毒人员的营养状态、身体发育和健康程度等。

脂肪：脂肪是提供人体热量的三大能量之一，由碳、氢和氧元素组成。人体内脂肪是维持生命所必需的营养成分，人体内应存有一定量的脂肪以维持正常的身体运行。食物中的脂肪在肠胃中消化，吸收后大部分又再度转变为脂肪。它主要分布在人体皮下组织、大网膜、肠系膜和肾脏周围等处。体内脂肪的含量常随营养状况、能量消耗等因素而变动。但是，如果体内脂肪过多则会使人的运动能力下降，而且血液中过高的血脂是诱发高血压和心脏病的主要因素。相反，如果人体必需的脂肪酸缺乏，则会引起生长迟缓、生殖障碍、皮肤受损等状况，甚至还可引起肝脏、肾脏、神经和视觉等多种疾病。身体成分分析可以获得戒毒人员体脂百分比、脂肪重量、内脏脂肪面积、内脏脂肪含量、皮下脂肪含量、腰臀百分比，以及人体上肢、躯干、下肢的脂肪节段分布。其中腰臀百分比反映戒毒人员个体脂肪储存在腰、臀部位的比例。有研究表明，若脂肪主要储存在腰部，相对臀部具有更高的患心脏病和糖尿病的风险。

无机盐：旧称矿物质，即无机化合物中的盐类。细胞中大多数无机盐以离子形式存在，由有机物和无机物组成。人体已发现有20余种必需的无机盐，占人体重量的4%～5%。其中大量元素有钙（Ca）、磷（P）、钾（K）、硫（S）、钠（Na）、氯（Cl）、镁（Mg），微量元素有铁（Fe）、锌（Zn）、硒（Se）、钼（Mo）、氟（F）、铬（Cr）、钴（Co）、碘（I）等。虽然无机盐在细胞、人体中的含量很低，但是作用非常大。无机盐是细胞的结构成分，它们参与生物体的代谢活动，并维持生物体内的酸碱平衡和细胞的渗透压。人体无机盐含量异常会危害人体的健康，如缺钙可导致骨软化病、骨质疏松症等，也可引起抽搐症状；缺铁会导致缺铁性贫血、免疫力下降等；缺镁可导致神经紧张、情绪不稳、肌肉震颤等；缺碘会导致呆小症、儿童及成人甲状腺肿大等。身体成分分析可以检测人体的无机盐含量，及时了解戒毒人员的健康状况。

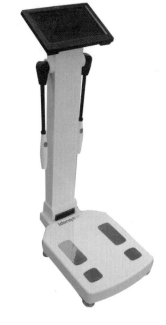

## （二）测试方法

身体成分分析可以采用人体成分分析仪（图3-12）进行测量，可进行左上肢、右上肢、躯干、左下肢、右下肢多频生物电阻

图3-12 人体成分分析仪

抗分析。设备安装时，仪器周围需要预留一定的空间，选择干燥通风的地方，避开潮湿或有溅水的地方。建议安装在平坦牢固的地板上，若安装在地毯上须使用较硬的垫板。

测试前应向戒毒人员解释检测的目的和方法，询问戒毒人员体内是否装有起搏器、心脏支架及金属物品。

**注意事项**

如果戒毒人员身体放置有金属（导电物质）支架、电子仪器（心脏起搏器、脑起搏器）等情况，不能使用人体成分分析仪进行测量；如果戒毒人员有肢体残缺或装有义肢的，也不适合使用人体成分分析仪进行测量。

按下电源开关等待开机。开机过程中测试者不能提前站上测试底盘或是放置任何物品在底盘上，也不要点击触摸屏上的按钮，等待语音提示，开始测试。手掌、脚掌干燥可能会影响测定结果的准确性，请在测定前使用湿巾擦拭手掌和脚掌。测试时戒毒人员脱去鞋袜光脚站在底盘上，前后脚掌应该分别站在前后底盘上，使整个足底与底盘紧密接触。必要时脱去外衣，将身上手机及金属物品（钥匙、硬币、项链）取下，等待语音提示"哔"一声长音，仪器显示屏显示"step"后，嘱戒毒人员双脚对准站立在感应区。站立时保持重心稳定，不要晃动，不要屈膝。大约5秒后仪器发出"哔哔"两声，显示屏显示"grip"后，嘱戒毒人员取出两侧手柄，使用除大拇指外的四个手指握住电极，使电极充分接触手掌，等待仪器再次发出"哔"一声，表示测量结束（图3–13）。测试过程中戒毒人员要保持身体放松，姿势一致，不要随意乱动，非测试者不要触碰（皮肤接触）测试者。

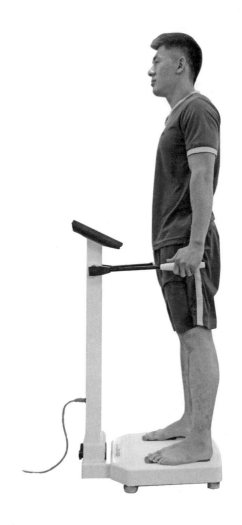

图 3-13　身体成分测试方法图

（三）测试常见错误

（1）测试前如果戒毒人员进行过剧烈运动，应予以说明，隔日避免剧烈活动再进行测试。

（2）戒毒人员测试时没有脱去鞋袜（图 3-14），应予以纠正。赤脚站立后，重新进行测试。

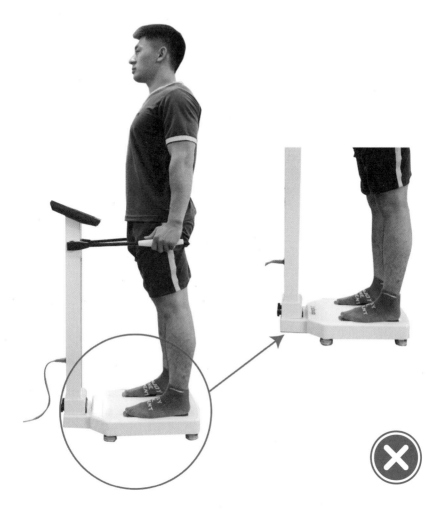

图 3-14　身体成分测试常见错误

## （四）测试注意事项

（1）严禁在打开电源的状态下挪动装备。

（2）超出最高体重（300 kg）时，会损坏仪器。

（3）请勿将物品置于机器上方。

（4）请注意避免食物、饮料等异物渗入仪器内部，否则无法确保测量的准确性，也容易引发故障。

（5）请勿在产品的附近洒水，以防在电气部件绝缘层效果降低时引发触电或火灾。

（6）人体成分分析仪不具备防水功能，请务必保持其干燥。清洁时可使用软布擦拭外观。

## （五）测试仪器常见故障和处理方法

人体成分分析仪常见故障和处理方法详见表3-13。

表3-13　人体成分分析仪常见故障和处理方法

| 故障现象 | 故障原因 | 处理方法 |
| --- | --- | --- |
| 屏幕无显示 | 未通电或保险丝烧坏 | 检查电源插座 |
| 打印机打印不出数据；打印纸不出来 | 打印纸用完或打印纸被卡住 | 检查是否有打印纸；检查是否使用了指定规格的纸张；翻开打印机盖，检查是否卡纸；检查打印开关是否开启 |
| 测量值不太准确 | 姿势不正确或脚掌、手掌过于干燥 | 检查身体姿势是否准确；脚掌和手掌，请用湿巾擦拭 |

## （六）身体组成分析报告

人体成分分析仪测试后，可形成戒毒人员身体组成分析报告。输出内容包括以下指标：身体水分含量、蛋白质、无机盐、体脂肪、骨量、体重、标准体重、去脂肪体重、骨骼肌、BMI、体脂百分数（PBF）、腰臀脂肪比率、水分比率、肥胖诊断、营养评估、体重评估、肥胖评估、目标体重、体重控制、脂肪控制、肌肉控制、健康评估、基础代谢量、热量摄入控制量等，可参见身体组成分析报告（表3-14）。

## 表 3-14 身体组成分析报告

### 身体组成分析报告

| 序号 | 姓名/ID | 性别 | 年龄 | 身高 | 日期/时间 | 机器 |
|------|---------|------|------|------|-----------|------|
|      |         |      |      |      |           |      |

**①  身体成分分析**

|              | 测量值 | 去脂体重（kg） | 体重（kg） | 正常范围 |
|--------------|--------|----------------|------------|----------|
| 身体水分含量（kg） |        |                |            |          |
| 蛋白质（kg） |        |                |            |          |
| 无机盐（kg） |        |                |            |          |
| 体脂肪（kg） |        |                |            |          |

**②  肌肉脂肪分析**

|           | 低标准 | 正常 | 超标准 | 正常范围 |
|-----------|--------|------|--------|----------|
| 体重（kg） |        |      |        |          |
| 骨骼肌（kg） |        |      |        |          |
| 体脂肪（kg） |        |      |        |          |

**③  肥胖分析**

|                          | 低标准 | 正常 | 超标准 | 正常范围 |
|--------------------------|--------|------|--------|----------|
| 身体质量参数（kg/m²） |        |      |        |          |
| 体脂百分数（%） |        |      |        |          |
| 腰臀脂肪比率（%） |        |      |        |          |
| 水分比率（%） |        |      |        |          |

注："c"形表示骨骼肌含量较低而体脂肪含量过高，是身体数值较弱的状态。

"D"形表示骨骼肌含量较高且体脂肪含量适中，是身体健康的状态。

（此提示适用于肌肉脂肪分析项）

**④  肥胖分析**

体重过瘦型　体重偏瘦型　正常　低脂肪肌肉型　过多脂肪型　肌肉过重型　轻微肥胖型　肥胖型　过度肥胖型

**⑤  综合评估**

**营养评估**

| | 正常 | 缺乏 | 过量 |
|------|------|------|------|
| 蛋白质 | □ | □ | □ |
| 无机盐 | □ | □ | □ |
| 脂肪 | □ | □ | □ |

**体重评估**

| | 正常 | 缺乏 | 过量 |
|------|------|------|------|
| 体重 | □ | □ | □ |
| 骨骼肌 | □ | □ | □ |
| 脂肪 | □ | □ | □ |

**肥胖评估**

| | 正常 | 缺乏 | 过量 |
|------|------|------|------|
| 身体质量参数 | □ | □ | □ |
| 体脂百分比 | □ | □ | □ |

**⑥  重量控制**

| | |
|------|------|
| 目标体重 | kg |
| 体重控制 | kg |
| 脂肪控制 | kg |
| 肌肉控制 | kg |
| 基础代谢 | kcal |
| 健康评估 | 分 |
| 身体年龄 | |

**⑦  生物电阻抗**

| Hz | Z | RA | LA | TR | RL |
|------|---|----|----|----|----|
| 20kHz |   |    |    |    |    |
| 50kHz |   |    |    |    |    |
| 100kHz |  |    |    |    |    |

# 第四章

# 戒毒人员身体机能测试

身体机能是指人的整体及其组成的各器官和系统所表现的生命活动。常用身体机能测试指标包括肺活量、台阶试验指数、安静脉搏（心率）和血压，这些测试指标可以用于评估戒毒人员的呼吸和心血管系统机能水平。

## 一、肺活量

肺活量是指人在一次尽力吸气后，再尽力呼出的气体总量，是反映戒毒人员肺容积和通气功能的常用指标。肺活量的大小与年龄、性别、身高、体重、胸围、体育锻炼程度及身体机能状况等有关。该指标的测试适用于20～69岁各年龄段的戒毒人员。

### （一）测试方法

肺活量的测试采用肺活量测试仪，仪器包括主机和外设两部分（图4-1）。测试时肺活量测试仪应放在平稳的桌面或专有支架上。使用前应用标准气体容量测试器对肺活量测试仪进行检验。测试应在通风良好的房间内进行，将一次性、干燥、卫生的吹嘴插入外设测试吹管。长按设备侧部的"橙色"按钮3秒进行开机，当肺活量测试仪的显示屏显示数字时，表示肺活量测试仪开启，即可开始测试。

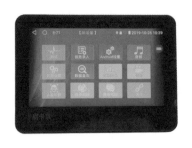 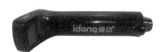

（a）主机　　　　　　　　　　（b）外设

图 4-1　肺活量测试仪

　　测试前，测试人员首先要将口嘴安装在文氏管的进气口上，交给戒毒人员。向戒毒人员讲解测试要领，嘱其不必紧张。测试时，戒毒人员自然站立，手握文氏管手柄，使导压软管在文氏管上方。头部略向后仰，尽力深吸气直到吸不了为止。然后按语音提示，将嘴对准口嘴缓慢地呼气，直到不能呼出为止（图 4-2）。此时，测试成绩显示在外设屏幕上，同时播报测试结果。测试 2 次，记录最大值，以毫升为单位，不保留小数。2 次测试间隔时间不超过 15 秒，按 OK 键确认测试结果，数据清零后可进行下一个测试。

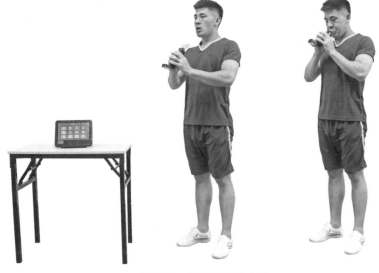

图 4-2　肺活量测试方法

（二）测试常见错误

（1）测试时，戒毒人员呼气过猛，应及时予以纠正。要求测试中缓慢地呼气，直到不能呼出为止，重新测试。

（2）测试时，文氏管朝下或手堵住了出气口（图4-3），应及时予以纠正。文氏管向上，手握文氏管手柄，不要堵住出气口，重新测试。

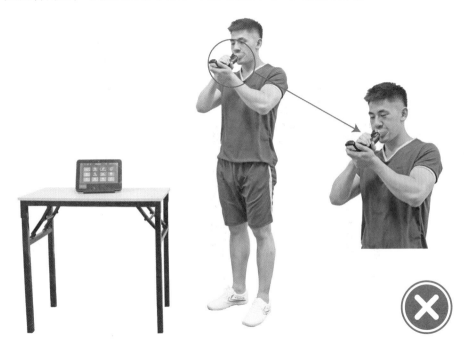

图4-3 肺活量测试常见错误Ⅰ

（3）呼气时弯腰，应予以纠正（图4-4）。保持身体直立，重新测量。

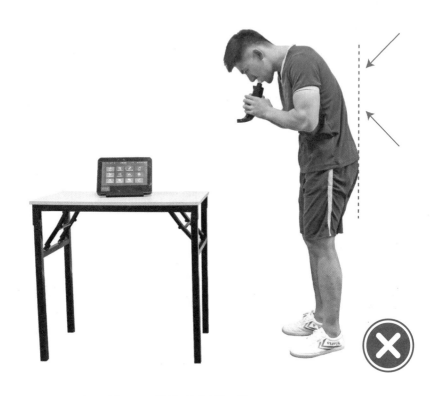

图4-4　肺活量测试常见错误Ⅱ

**（三）测试注意事项**

（1）测试应使用一次性口嘴。如果需重复使用，必须严格消毒。

（2）测试前，测试人员应向戒毒人员讲解测试要领并示范演示，戒毒人员可试吹一次。

（3）戒毒人员在测试过程中不可停顿或换气，否则测试立即结束。

（4）当显示器显示不为"0"时，按下OK键即可清除当前测量数据，准备下一次测试。在清零时不可晃动仪器或向吹筒内吹气，否则测量数据将会不准确。

（5）肺活量测试仪计量部位的通畅和干燥是仪器准确的关键，导压软管必须在文氏管上方，以免唾液等杂物堵住通气道。测试完毕后，再用干棉球及时清洁通气管内部。

（6）设置戒毒人员编号时，不容许任何两个人的编号相同。

（7）尽可能使本测试仪远离其他无线传输设备，以免受到无线干扰。

（8）肺活量测试仪不具备防水功能，请务必保持其干燥。清洁时，可使用软布擦拭外观。

（9）当仪器发出蓄电池电量过低报警时，请尽快对其充电，否则有可能损坏电池。长时间不用时，请至少每隔3个月给仪器充电一次。

（四）测试仪器常见故障和处理方法

肺活量测试仪器常见故障和处理方法详见表4-1。

表4-1　肺活量测试仪器常见故障和处理方法

| 故障现象 | 故障原因 | 处理方法 |
|---|---|---|
| 显示屏无显示，操作无效 | 电池电量过低 | 对电池充电 |
| 有显示，但测试无反应 | 吹筒堵塞 | 清除通道异物 |
| 测试不准确 | 人为更改标定值 | 重新标定 |
| 单机无法使用 | 被主机锁死 | 退出主机连接 |

（五）评分标准

20～69岁各年龄段戒毒人员肺活量评分标准详见表4-2。

表4-2　20～69岁成年人肺活量评分表

单位：毫升

| 年龄 | 性别 | 1分 | 2分 | 3分 | 4分 | 5分 |
|---|---|---|---|---|---|---|
| 20～24岁 | 男 | 2369～2847 | 2848～3464 | 3465～3984 | 3985～4634 | ＞4634 |
| 20～24岁 | 女 | 1423～1873 | 1874～2354 | 2355～2779 | 2780～3259 | ＞3259 |
| 25～29岁 | 男 | 2326～2849 | 2850～3459 | 3460～3969 | 3970～4624 | ＞4624 |
| 25～29岁 | 女 | 1396～1834 | 1835～2364 | 2365～2769 | 2770～3244 | ＞3244 |
| 30～34岁 | 男 | 2240～2749 | 2750～3344 | 3345～3874 | 3875～4544 | ＞4544 |

续表

| 年龄 | 性别 | 1分 | 2分 | 3分 | 4分 | 5分 |
|---|---|---|---|---|---|---|
| 30 ~ 34 岁 | 女 | 1320 ~ 1781 | 1782 ~ 2339 | 2340 ~ 2759 | 2760 ~ 3242 | > 3242 |
| 35 ~ 39 岁 | 男 | 2135 ~ 2619 | 2620 ~ 3209 | 3210 ~ 3739 | 3740 ~ 4349 | > 4349 |
| 35 ~ 39 岁 | 女 | 1295 ~ 1734 | 1735 ~ 2249 | 2250 ~ 2674 | 2675 ~ 3159 | > 3159 |
| 40 ~ 44 岁 | 男 | 2007 ~ 2449 | 2450 ~ 3084 | 3085 ~ 3599 | 3600 ~ 4223 | > 4223 |
| 40 ~ 44 岁 | 女 | 1228 ~ 1629 | 1630 ~ 2149 | 2150 ~ 2573 | 2574 ~ 3074 | > 3074 |
| 45 ~ 49 岁 | 男 | 1900 ~ 2307 | 2308 ~ 2964 | 2965 ~ 3464 | 3465 ~ 4099 | > 4099 |
| 45 ~ 49 岁 | 女 | 1160 ~ 1519 | 1520 ~ 2049 | 2050 ~ 2459 | 2460 ~ 2979 | > 2979 |
| 50 ~ 54 岁 | 男 | 1770 ~ 2164 | 2165 ~ 2779 | 2780 ~ 3254 | 3255 ~ 3914 | > 3914 |
| 50 ~ 54 岁 | 女 | 1115 ~ 1469 | 1470 ~ 1977 | 1978 ~ 2374 | 2375 ~ 2899 | > 2899 |
| 55 ~ 59 岁 | 男 | 1669 ~ 2059 | 2060 ~ 2644 | 2645 ~ 3124 | 3125 ~ 3769 | > 3769 |
| 55 ~ 59 岁 | 女 | 1095 ~ 1374 | 1375 ~ 1854 | 1855 ~ 2249 | 2250 ~ 2769 | > 2769 |
| 60 ~ 64 岁 | 男 | 1400 ~ 1827 | 1828 ~ 2425 | 2426 ~ 2939 | 2940 ~ 3499 | > 3499 |
| 60 ~ 64 岁 | 女 | 955 ~ 1219 | 1220 ~ 1684 | 1685 ~ 2069 | 2070 ~ 2552 | > 2552 |
| 65 ~ 69 岁 | 男 | 1255 ~ 1660 | 1661 ~ 2229 | 2230 ~ 2749 | 2750 ~ 3334 | > 3334 |
| 65 ~ 69 岁 | 女 | 895 ~ 1104 | 1105 ~ 1559 | 1560 ~ 1964 | 1965 ~ 2454 | > 2454 |

（标准来源：①国家体育总局 . 国民体质测定标准手册（成年人部分）[M]. 北京：人民体育出版社，2003. ②国家体育总局 . 国民体质测定标准手册（老年人部分）[M]. 北京：人民体育出版社，2003.）

## 二、台阶试验

台阶试验指数是反映人体心血管系统机能状况的重要指数。指数值越大，反映人体心血管系统的机能水平越高，反之亦然。该指标的测试适用于 20 ~ 59 岁各年龄段的戒毒人员，可以反映戒毒人员心血管系统机能水平。

### （一）受试者筛查

台阶试验适用于身体基本健康的青少年、成年人和有运动习惯的中老年人。受试者进行台阶试验的先决条件是体能活动就绪问卷（PAR-Q）答案全部为"否"，如果其中任意答案为"是"，则需要医生进一步检查和诊断。临床医学检查排除心血管系统、呼吸系统等慢性病。PAR-Q问卷内容如图4-5。

1. 医生是否告诉过你，根据你的心脏情况，只能参加医生推荐给你的体力活动？

　□ 是　　　□ 否

2. 当进行体力活动时，你是否感到过胸部疼痛？

　□ 是　　　□ 否

3. 在过去的一个月中，不进行体力活动时，你有没有感到过胸部疼痛？

　□ 是　　　□ 否

4. 你有没有过因头晕而失去平衡或曾失去知觉？

　□ 是　　　□ 否

5. 你有没有因体力活动改变而使骨和关节方面的症状加重的问题？

　□ 是　　　□ 否

6. 医生有没有因为心脏或血压问题给你开了药？

　□ 是　　　□ 否

7. 你是否知道有其他原因使你不能参加体力活动？

　□ 是　　　□ 否

图4-5 PAR-Q问卷

## （二）测试方法

### 1. 人工测试

测试工具：使用台阶（男子台高30厘米、女子台高25厘米）、秒表和节拍器（频率为 120 次 / 分）。

测试时，戒毒人员直立站在台阶前方，按照节拍器发出的提示声做上下台阶运动。当节拍器发出第一声时，一只脚踏上台阶；发出第二声时，另一只脚踏上台阶，双腿伸直；发出第三声时，先踏上台阶的脚下台阶；发出第四声时，另一只脚下台阶（图 4-6）。连续重复 3 分钟后，戒毒人员立刻静坐在椅子上，记录运动停止后 1 ~ 1.5 分钟、2 ~ 2.5 分钟、3 ~ 3.5 分钟的共 3 次脉搏数。

在测试过程中，如果戒毒人员不能坚持运动或连续 3 次不能按规定频率上下台阶，测试人员应立即让戒毒人员停止运动，进入脉搏测试程序。

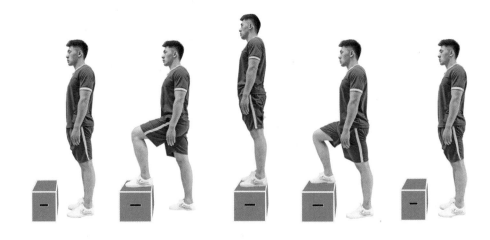

图 4-6 台阶试验人工测试方法

然后，以下面公式计算台阶指数：

$$台阶指数 = \frac{运动持续时间（秒）}{2 \times （3 次测量脉搏之和）} \times 100$$

2. 台阶试验评定指数测试仪测试方法

台阶试验评定指数使用台阶试验评定指数测试仪测试，仪器包括主机和外设两部分（图 4-7）。测试时，要求戒毒人员自然站立在台阶前方，测试开始前可做轻微的准备活动，主要是活动下肢。打开主机与外设，两部分自动握手成功进入测试界面，通过键盘或 IC 卡等方式录入戒毒人员编号。

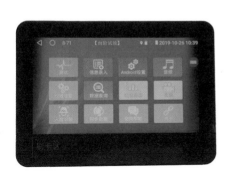
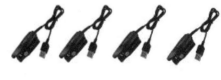
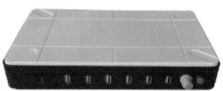

（a）主机　　　　　　　　　　　　　（b）外设

图 4-7　台阶试验评定指数测试仪

戒毒人员准备好后，施测民警按"开始"键，使台阶试验评定指数测试仪进入工作状态。在台阶试验评定指数测试仪的蜂鸣器发出 3 声预备音后，戒毒人员按照 2 秒钟上下一次台阶的音乐节奏（按照蜂鸣器发出的提示音）开始进行上下台阶运动。当蜂鸣器发出第一声响时，一只脚踏上台阶；发出第二声响时，另一只脚踏上台阶，双腿伸直，呈站立姿势；发出第三声响时，先踏上台阶的脚下台阶；发出第四声响时，另一只脚下台阶。上下踏台的持续时间为 3 分钟。

当蜂鸣器发出一声长鸣后，戒毒人员结束上下台阶运动，立刻静坐，前臂前伸，掌心向上，手指自然分开，呈弯曲状。测试人员随后将指脉夹夹在戒毒人员中指或食指的远节指骨，将传感器紧贴于指腹。台阶试验评定指数测试仪开始测量运动后 3 次脉搏。当仪器发出结束提示音后，表明测试结束。测试人员按"功能"键，依次记录运动时间、运动后 1 ~ 1.5 分钟、2 ~ 2.5 分钟、3 ~ 3.5 分钟的 3 次脉搏数。测试结束后成绩显示在主机屏幕上，语音提示测试结果，测试完毕。

在测试过程中，如果戒毒人员不能坚持运动或连续 3 次不能按规定频率上下台阶，测试人员应立即让戒毒人员停止运动，同时按下相应的"功能"键，并为戒毒人员夹上指脉夹，使台阶试验评定指数测试仪进入脉搏测试程序。

（三）测试常见错误

（1）戒毒人员上下台阶时不是全脚踩踏台阶，而是只有前脚掌踩踏（图4-8），应及时予以纠正。确保上下台阶时全脚踩踏台阶，重新测试。

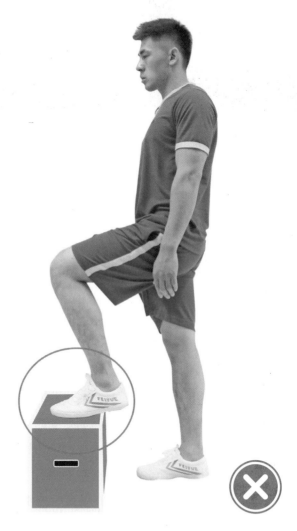

图 4-8　戒毒人员上下台阶常见错误 I

（2）戒毒人员在每次登上台阶时，腿没有伸直，膝关节弯曲（图4-9），应予以纠正。要求每次登上台阶时腿伸直不能弯曲，重新测试。

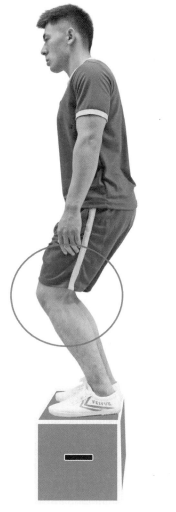

图4-9　戒毒人员上下台阶常见错误Ⅱ

（四）测试注意事项

（1）有心血管疾病的戒毒人员不得进行此项测试。

（2）测试仪的设置应在测试前进行，在测试过程中改变设置将会影响设置前的数据。

（3）戒毒人员必须严格按照提示音的节奏完成上下台阶运动。

（4）台阶试验评定指数测试仪的配件指脉夹装有敏感元件，请使用者轻拿轻放、不要摔碰。

（5）测试人员在仪器测量脉搏时，应经常用手指触压桡动脉搏动，与试验仪的脉搏测试结果进行对比，如果10次脉搏相差超过2次，可视为仪器测量不准，应及时改用人工方法测量脉搏。

（6）脉搏测试时，要求戒毒人员静坐，将手指平放在桌子上，手指尽可能与心脏同高。戒毒人员站立、手指振动可能会影响测试结果。

（7）设置机器编号时，注意在一个测试网络中，不容许任何两台机器的编号相同。

（8）设置戒毒人员编号时，不容许任何两个人的编号相同。

（9）尽可能使台阶试验评定指数测试仪远离其他无线传输设备，以免受到无线干扰。

（10）台阶试验评定指数测试仪不具备防水功能，请务必保持其干燥。清洁时，可使用软布擦拭外观。

（11）当仪器发出蓄电池电量过低报警时，请尽快对其充电，否则有可能损坏电池。

### （五）测试仪器常见故障和处理方法

台阶试验评定指数测试仪常见故障和处理方法详见表4-3。

表4-3　台阶试验评定指数测试仪常见故障和处理方法

| 故障现象 | 故障原因 | 处理方法 |
| --- | --- | --- |
| 外设无法开机 | 电池电量过低 | 给电池充电 |
| 夹好手指后，集线器的指示灯不闪烁 | 指脉夹和集线器的连线断开；<br>手指没有夹好或姿势不对 | 检查指脉夹和集线器之间的连线；<br>重新夹好，纠正姿势 |

## （六）评分标准

20 ～ 59 岁戒毒人员台阶指数评分标准见表4-4。

表 4-4　20 ～ 59 岁成年人台阶指数评分标准

| 年龄 | 性别 | 1 分 | 2 分 | 3 分 | 4 分 | 5 分 |
|---|---|---|---|---|---|---|
| 20 ～ 24 岁 | 男 | 42.1 ～ 46.1 | 46.2 ～ 52.0 | 52.1 ～ 58.0 | 58.1 ～ 67.6 | ＞ 67.6 |
| 20 ～ 24 岁 | 女 | 40.9 ～ 46.1 | 46.2 ～ 52.2 | 52.3 ～ 58.0 | 58.1 ～ 67.1 | ＞ 67.1 |
| 25 ～ 29 岁 | 男 | 42.1 ～ 46.1 | 46.2 ～ 51.9 | 52.0 ～ 58.3 | 58.4 ～ 68.1 | ＞ 68.1 |
| 25 ～ 29 岁 | 女 | 40.7 ～ 46.8 | 46.9 ～ 53.2 | 53.3 ～ 59.1 | 59.2 ～ 68.6 | ＞ 68.6 |
| 30 ～ 34 岁 | 男 | 41.4 ～ 46.1 | 46.2 ～ 52.2 | 52.3 ～ 58.3 | 58.4 ～ 68.1 | ＞ 68.1 |
| 30 ～ 34 岁 | 女 | 39.5 ～ 47.0 | 47.1 ～ 53.7 | 53.8 ～ 59.9 | 60.0 ～ 69.1 | ＞ 69.1 |
| 35 ～ 39 岁 | 男 | 41.3 ～ 46.1 | 46.2 ～ 52.2 | 52.3 ～ 58.7 | 58.8 ～ 68.1 | ＞ 68.1 |
| 35 ～ 39 岁 | 女 | 37.0 ～ 46.8 | 46.9 ～ 53.8 | 53.9 ～ 60.3 | 60.4 ～ 69.7 | ＞ 69.7 |
| 40 ～ 44 岁 | 男 | 37.8 ～ 46.5 | 46.6 ～ 53.5 | 53.6 ～ 59.9 | 60.0 ～ 70.2 | ＞ 70.2 |
| 40 ～ 44 岁 | 女 | 31.5 ～ 46.8 | 46.9 ～ 54.8 | 54.9 ～ 61.5 | 61.6 ～ 71.3 | ＞ 71.3 |
| 45 ～ 49 岁 | 男 | 35.5 ～ 46.3 | 46.4 ～ 53.5 | 53.6 ～ 60.3 | 60.4 ～ 70.2 | ＞ 70.2 |
| 45 ～ 49 岁 | 女 | 30.0 ～ 45.6 | 45.7 ～ 54.4 | 54.5 ～ 61.5 | 61.6 ～ 71.3 | ＞ 71.3 |
| 50 ～ 54 岁 | 男 | 31.5 ～ 45.8 | 45.9 ～ 53.5 | 53.6 ～ 59.9 | 60.0 ～ 69.7 | ＞ 69.7 |
| 50 ～ 54 岁 | 女 | 27.9 ～ 43.8 | 43.9 ～ 54.1 | 54.2 ～ 61.5 | 61.6 ～ 71.3 | ＞ 71.3 |
| 55 ～ 59 岁 | 男 | 29.9 ～ 44.7 | 44.8 ～ 53.2 | 53.3 ～ 59.9 | 60.0 ～ 69.7 | ＞ 69.7 |
| 55 ～ 59 岁 | 女 | 27.3 ～ 39.8 | 39.9 ～ 52.8 | 52.9 ～ 60.3 | 60.4 ～ 70.2 | ＞ 70.2 |

（标准来源：国家体育总局 . 国民体质测定标准手册（成年人部分）[M]. 北京：人民体育出版社，2003. ）

## 三、安静脉搏（心率）

脉搏（pulse）为人体表可触摸到的动脉搏动，当大量血液进入动脉将使其压力变大而使管径扩张，在体表较浅处动脉即可感受到动脉管壁波动，即所谓的脉搏。正常人的脉搏和心跳是一致的，安静状态下成年人正常脉搏为 60 ～ 100 次 / 分钟，平均为 75 次 / 分钟。安静状态下的脉搏测试可以反映戒毒人员心血管系统机能水平和身体机能状况，该指标的测试适用于 20 ～ 69 岁各年龄段的戒毒人员。

（一）测试方法

使用秒表和医用听诊器进行测试，测试时戒毒人员静坐，右前臂平放在桌面上，掌心朝上。测试人员坐在右侧，以食指、中指、无名指同时轻压在被试者的桡动脉上，以 10 秒钟为单位，连续记录每 10 秒钟的脉搏。如果连续 10 秒钟的脉搏频率相同，则以这个数值乘以 6，即可得出被试者每分钟的脉搏频率。如果被测者相邻两个 10 秒钟的脉搏频率只相差 1 次，而且连续测量时每两个 10 秒钟的情况相同，即可以用相邻两个 10 秒钟的脉搏相加再乘以 3，也可求出安静时每分钟的脉搏频率。安静时每分钟的脉搏频率也可以使用听诊器测量心跳频率得出。戒毒人员取平卧位，将听诊器的听诊头放置在心前区（左锁骨中线与第五肋间隙交界处）听心脏搏动，记录次数。

测量脉搏前应先确定戒毒人员为安静状态（即以 10 秒钟为单位，连续测量 3 次 10 秒钟的脉搏，若其中两次测量值相同并与另一次相差不超过 1 次时，即可认为戒毒人员处于相对安静状态；否则应适当休息，直至符合要求）。

心率的测量要求和记录方法同脉搏。

（二）测试注意事项

（1）测试前 1 ～ 2 小时，戒毒人员不要进行剧烈的身体活动。

（2）测试前要静坐 10 分钟以上才能进行测试。

（3）不可用拇指诊脉，防止测试者大拇指小动脉的搏动与戒毒人员桡动脉搏动相混淆，影响脉搏测试结果。

（4）脉搏细弱数不清时，可听心音 1 分钟并计数。

## 四、血压

血管内血液对血管壁的侧压力就是血压。由于血管分动脉、静脉和毛细血管，所以血压有动脉血压、静脉血压和毛细血管压，通常我们所说的血压是指动脉血压。测定人体动脉血压最常用的方法是间接测量法，使用血压计的压脉搏带在动脉外加压，根据血管音的变化来测量动脉血压。正常的血压是血液循环流动的前提，血压在多种因素调节下保持正常，从而提供各组织器官以足够的血量，以维持正常的新陈代谢。血压的变化可以反映出人体血液循环机能变化。正常血压：收缩压在 90 ～ 140 毫米汞柱（12.0 ～ 18.7 千帕），舒张压在 60 ～ 90 毫米汞柱（8.0 ～ 12.0 千帕）。血压过低或过高（低血压、高血压）都会危害人体健康。

血压常作为评定戒毒人员血液循环机能的指标之一，该指标的测试适用于 20 ～ 69 岁各年龄段的戒毒人员。

**注意事项**

血压通常以毫米汞柱（mmHg）表示，近年来在我国曾一度实施了法定单位千帕（kPa），1 毫米汞柱 =0.133 千帕。

（一）测试方法

使用立柱式水银血压计（图 4-10）和医用听诊器（图 4-11）进行测试。测试时要求戒毒人员静坐，右臂自然前伸，平放在桌面，掌心朝上。

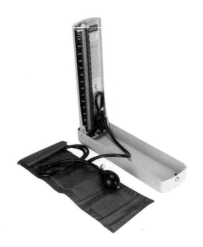

图 4-10　水银血压计

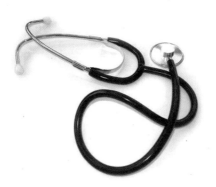

图 4-11　医用听诊器

　　血压计"0"位于戒毒人员心脏和右臂袖带应处于同一水平。测试人员捆扎袖带时，应平整，松紧适度，肘窝部要充分暴露。摸准肱动脉的位置，将听诊器的听诊头放置其上，使听诊头与皮肤密切接触，但不能用力紧压或塞在袖带下。开始打气入带，使水银柱急速上升，直到听不到肱动脉搏动声时，再升高 20～30 毫米汞柱。随后缓缓放气，当听到第一个脉跳声时，水银柱高度值即为收缩压；继续放气，脉跳声经过一系列变化，脉跳声消逝瞬间的水银柱高度值为舒张压。血压测试力求一次听准，否则需重新测量。分别记录收缩压、舒张压，以毫米汞柱为单位。

水银血压计的测量比较准确，但是体积较大，携带不方便，并且操作复杂。电子血压计（图 4-12）体积小，携带方便，而且操作简单，几乎所有的人都可以自己测量，因此电子血压计的使用比较普遍，但需要定时对仪器进行校准。

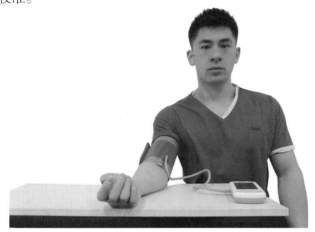

图 4-12　电子血压计测试方法

## （二）测试常见错误

（1）进行血压测试时，袖口压住上臂过紧（图 4-13），应予以纠正。调整袖口松紧适度，重新测试。

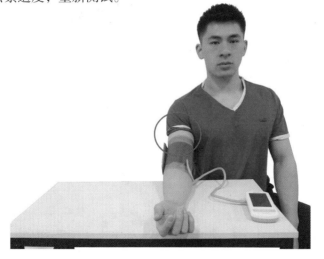

图 4-13　血压测试常见错误 I

（2）进行血压测试时，胶管压在手臂下（图4-14），应予以纠正。将胶管放置手臂上或侧方，重新测试。

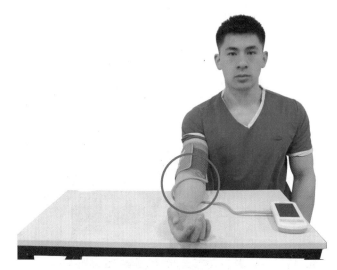

图 4-14　血压测试常见错误Ⅱ

（3）进行血压测试时，袖带的胶管放在上臂外侧（图4-15），应予以纠正。固定袖带时将胶管放在肱动脉搏动点（肘窝向上约2厘米靠内侧，用手指按压可以感受到脉搏的位置），重新测试。

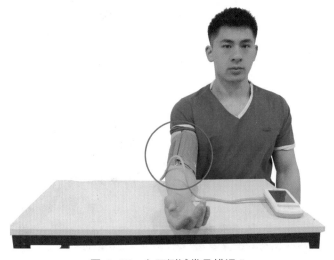

图 4-15　血压测试常见错误Ⅲ

（三）测试注意事项

（1）测试前1～2小时，戒毒人员不要进行剧烈的身体活动。

（2）测试前戒毒人员要静坐10分钟以上，稳定情绪后方能进行测试。

（3）血压重测者必须休息10～15分钟，方可再次进行测量。

（4）对血压持续超出正常范围者，要及时请现场医务人员观察其情况。

（四）血压参考标准

正常成人安静状态下的血压范围较稳定，正常范围收缩压90～139毫米汞柱，舒张压60～89毫米汞柱，脉压30～40毫米汞柱。异常情况包括高血压和低血压，高血压是在未使用降压药物的情况下，非同日3次测量血压，收缩压大于等于140毫米汞柱和（或）舒张压大于等于90毫米汞柱；低血压是收缩压小于90毫米汞柱和（或）舒张压小于60毫米汞柱。以上适用于18岁以上成人，同样适用于18岁以上戒毒人员。

第五章

# 戒毒人员身体素质测试

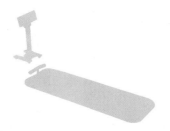

　　身体素质一般是指人体在活动中所表现出来的力量、速度、耐力、灵敏、柔韧等机能，是个人体质强弱的外在表现。个人身体素质的好坏与遗传因素有关，与后天的营养摄取、生活习惯、药物滥用和体育锻炼的关系也极为密切。戒毒人员身体素质常用测试指标包括：握力、俯卧撑（男）、1 分钟仰卧起坐（女）、纵跳、坐位体前屈、选择反应时、闭眼单脚站立。这些测试指标可以有效地评价当前的身体素质。戒毒人员可以通过毒品戒治以及正确的运动康复锻炼，从各方面提高身体素质水平。

## 一、握力

　　握力主要是测试人体前臂和手部肌肉力量，是反映人体上肢力量发展水平的一项指标。在体质测试中，它常以握力体重指数的形式体现，即把握力的大小与被测人的体重相联系，以获得最科学的体力评估。该指标的测试适用于 20 ～ 69 岁各年龄段的戒毒人员。

### （一）测试方法

　　握力的测试采用握力测试仪，仪器由主机和外设两部分组成（图 5-1）。测试前，根据戒毒人员手的大小，可旋转调节旋钮调节拉环高度至适宜握距，然后单手用力持握力计。长按握力测试仪下部的"橙色"按钮 3 秒，当握力测试仪的显示屏显示数字时，表示设备已开启，即可进入测试状态。

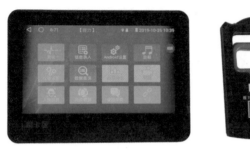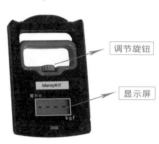

（a）主机 （b）外设

图 5-1　握力测试仪

开始测试时，戒毒人员身体直立，两脚自然分开（与肩同宽），两臂自然下垂。用最大力紧握上下两个握柄，此时液晶显示屏上的数据开始刷新显示，直至不再有新的测量峰值出现为止，即可读取测量数据（图 5-2）。

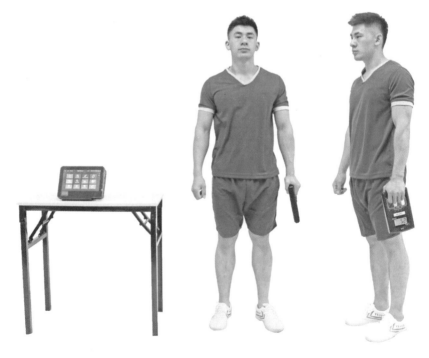

图 5-2　握力测试方法

记录以千克为单位，保留小数点后一位。按 OK 键确认测试结果，同时清零，可进行下一个测试。当设备使用完毕后，长按 3 秒电源按钮以关闭设备。

（二）测试常见错误

（1）测试用力时，摆臂、下蹲或将握力计接触到身体（图 5-3），应予以纠正。要求测试过程中保持身体直立，两臂自然下垂，不可出现摆臂、下蹲或将握力计接触到身体，否则重新测试。

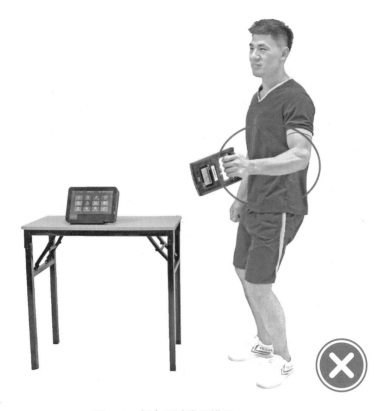

图 5-3　握力测试常见错误 I

（2）测试用力时身体弯曲（图5-4），应予以纠正。测试过程中保持身体直立，重新测试。

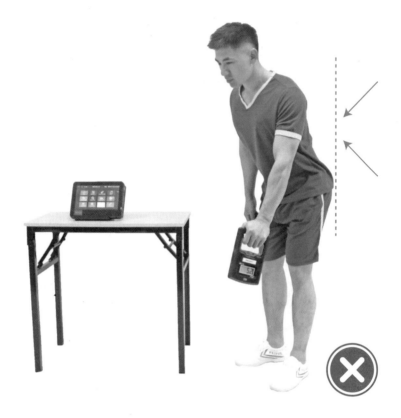

图5-4　握力测试常见错误Ⅱ

（三）测试注意事项

（1）如果戒毒人员分不出有力手，双手各测试2次。测试时，测试者不能中途换手或突然减力后再加力，一旦减力即表示测试完成。

（2）每次测试前，须按"OK"键清空归零。在清零时不可施加任何握力，否则测量数据将会不准确。

（3）当显示器显示不为"0"时，按下"OK"键即可清除当前测量数据，进入下一次握力测试。

（4）尽可能使测试仪远离其他无线传输设备，以免受到无线干扰。

（5）设置戒毒人员编号时，不容许任何两个人的编号相同。

（6）本测试仪不具备防水功能，请务必保持其干燥，清洁时使用软布擦拭外观。

（7）当仪器发出蓄电池电量过低报警时，请尽快对其充电，否则有可能损坏电池。

（四）测试仪器常见故障和处理方法

握力测试仪常见故障和处理方法详见表5-1。

表5-1 握力测试仪常见故障和处理方法

| 故障现象 | 故障原因 | 处理方法 |
|---|---|---|
| 液晶屏无显示，操作不起作用 | 电池电压过低 | 对电池充电 |
| 液晶屏有显示，测试无反应 | 拉环锁死 | 调整调节旋钮至合适位置 |
| 测试不准确 | 人为更改标定值 | 重新标定 |
| 单机无法使用 | 被主机锁死 | 将连接的主机退出 |

（五）评分标准

20～69岁各年龄段戒毒人员握力评分标准详见表5-2。

表5-2 20～69岁成年人握力评分标准

单位：千克

| 年龄 | 性别 | 1分 | 2分 | 3分 | 4分 | 5分 |
|---|---|---|---|---|---|---|
| 20～24岁 | 男 | 29.6～36.9 | 37.0～43.5 | 43.6～49.2 | 49.3～56.3 | ＞56.3 |
| 20～24岁 | 女 | 18.6～21.1 | 21.2～25.7 | 25.8～29.8 | 29.9～35.0 | ＞35.0 |
| 25～29岁 | 男 | 32.6～38.3 | 38.4～44.8 | 44.9～50.4 | 50.5～57.6 | ＞57.6 |
| 25～29岁 | 女 | 19.2～21.7 | 21.8～26.1 | 26.2～30.1 | 30.2～35.3 | ＞35.3 |
| 30～34岁 | 男 | 32.2～38.0 | 38.1～44.9 | 45.0～50.6 | 50.7～57.6 | ＞57.6 |
| 30～34岁 | 女 | 19.8～22.3 | 22.4～26.9 | 27.0～30.9 | 31.0～36.1 | ＞36.1 |
| 35～39岁 | 男 | 31.3～37.2 | 37.3～44.4 | 44.5～50.2 | 50.3～57.7 | ＞57.7 |

续表

| 年龄 | 性别 | 1分 | 2分 | 3分 | 4分 | 5分 |
|---|---|---|---|---|---|---|
| 35 ~ 39 岁 | 女 | 19.6 ~ 22.3 | 22.4 ~ 27.0 | 27.1 ~ 31.2 | 31.3 ~ 36.4 | > 36.4 |
| 40 ~ 44 岁 | 男 | 30.0 ~ 36.4 | 36.5 ~ 43.4 | 43.5 ~ 49.5 | 49.6 ~ 56.7 | > 56.7 |
| 40 ~ 44 岁 | 女 | 19.1 ~ 22.0 | 22.1 ~ 26.9 | 27.0 ~ 31.0 | 31.1 ~ 36.5 | > 36.5 |
| 45 ~ 49 岁 | 男 | 29.2 ~ 35.4 | 35.5 ~ 42.4 | 42.5 ~ 48.5 | 48.6 ~ 55.4 | > 55.4 |
| 45 ~ 49 岁 | 女 | 18.1 ~ 21.2 | 21.3 ~ 26.0 | 26.1 ~ 30.3 | 30.4 ~ 35.7 | > 35.7 |
| 50 ~ 54 岁 | 男 | 27.2 ~ 32.7 | 32.8 ~ 40.3 | 40.4 ~ 46.3 | 46.4 ~ 53.2 | > 53.2 |
| 50 ~ 54 岁 | 女 | 17.1 ~ 20.1 | 20.2 ~ 24.8 | 24.9 ~ 28.9 | 29.0 ~ 34.2 | > 34.2 |
| 55 ~ 59 岁 | 男 | 25.9 ~ 31.4 | 31.5 ~ 38.5 | 38.6 ~ 43.9 | 44.0 ~ 50.7 | > 50.7 |
| 55 ~ 59 岁 | 女 | 16.3 ~ 19.2 | 19.3 ~ 23.5 | 23.6 ~ 27.6 | 27.7 ~ 32.7 | > 32.7 |
| 60 ~ 64 岁 | 男 | 21.5 ~ 26.9 | 27.0 ~ 34.4 | 34.5 ~ 40.4 | 40.5 ~ 47.5 | > 47.5 |
| 60 ~ 64 岁 | 女 | 14.9 ~ 17.1 | 17.2 ~ 21.4 | 21.5 ~ 25.5 | 25.6 ~ 30.4 | > 30.4 |
| 65 ~ 69 岁 | 男 | 21.0 ~ 24.9 | 25.0 ~ 32.0 | 32.1 ~ 38.1 | 38.2 ~ 44.8 | > 44.8 |
| 65 ~ 69 岁 | 女 | 13.8 ~ 16.2 | 16.3 ~ 20.3 | 20.4 ~ 24.3 | 24.4 ~ 29.7 | > 29.7 |

（标准来源：①国家体育总局 . 国民体质测定标准手册（成年人部分）[M]. 北京：人民体育出版社，2003. ② 国家体育总局 . 国民体质测定标准手册（老年人部分）[M]. 北京：人民体育出版社，2003. ）

## 二、俯卧撑（男）

俯卧撑测试主要是测试人体上肢、肩背部肌肉力量及持续工作的能力。该指标测试适用于 20 ~ 39 岁的男性戒毒人员。

### （一）测试方法

1. 人工测试方法

测试时，戒毒人员双手撑地，手指朝前，双手与肩同宽，身体挺直（图 5-5），屈臂使身体平直下降至肩与肘处于同一水平面，然后将身体平直撑起，恢复至起始姿势为完成 1 次（图 5-6）。戒毒人员必须连续不断地重复此动作，当戒毒人员动作不能持续保持时，测试人员记录完成数量，以"次"为单位。

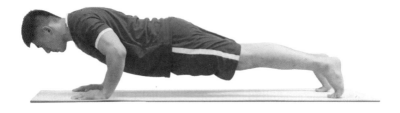

图 5-5 俯卧撑测试动作 I

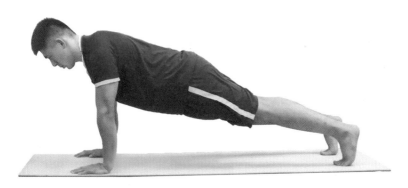

图 5-6 俯卧撑测试动作 II

2. 俯卧撑测试仪测试方法

俯卧撑使用俯卧撑测试仪测试，仪器包括主机和外设两部分（图 5-7）。长按俯卧撑测试仪侧部的"橙色"按钮 3 秒，当电源显示屏显示数字时，表示设备已开启，即可进入测试状态。

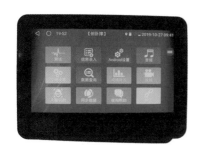
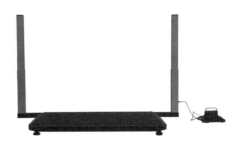

（a）主机 （b）外设

图 5-7 俯卧撑测试仪

　　戒毒人员准备好后，测试民警在主机上按下"确定"按钮，主机发出"开始测试"的提示音后，戒毒人员开始做俯卧撑。俯卧撑动作应规范，要求双手撑地，手指朝前，双手与肩同宽，身体挺直（图5-8）。

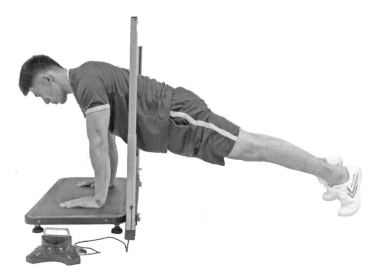

图5-8　俯卧撑测试动作Ⅰ

　　屈臂使身体平直下降至肩与肘处于同一水平面（图5-9），然后将身体平直撑起，恢复至起始姿势方为完成1次。

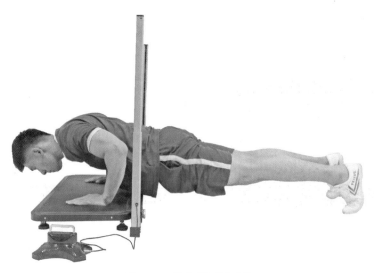

图5-9　俯卧撑测试动作Ⅱ

如果身体未保持平直或身体未降至肩与肘处于同一水平面，该次数不被计入。戒毒人员的测试成绩在屏幕上同步显示，限时结束时计时停止，测试成绩显示在屏幕上，语音提示测试结果。确认测试结果后主机将测试结果通过无线网络传输到计算机，同时主机进下一组测试界面，输入编号可开始测试。当设备使用完毕后，长按 3 秒电源按钮关闭设备。

（二）测试常见错误

（1）做俯卧撑时，双手间距大于肩部宽度（图 5-10），应予以纠正。双手与肩同宽，重新测试。

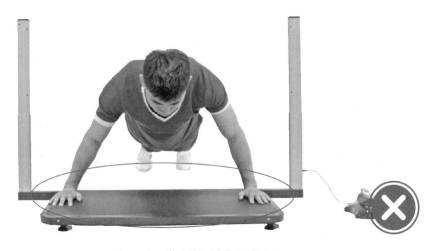

图 5-10 俯卧撑测试常见错误 I

（2）做俯卧撑时，双手间距小于肩部宽度（图 5-11），应予以纠正。双手与肩同宽，并重新测试。

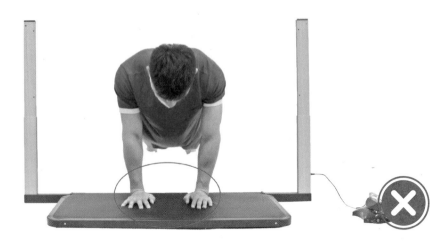

图 5-11　俯卧撑测试常见错误 II

（3）做俯卧撑时，戒毒人员头部下垂（图 5-12），应予以纠正。测试过程中保持头部、躯干在一条直线上，重新测试。

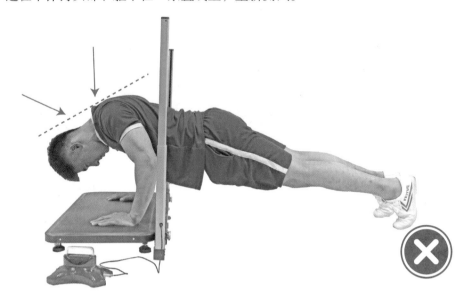

图 5-12　俯卧撑测试常见错误 III

（4）做俯卧撑时，头部上仰（图 5-13），应予以纠正。测试过程中保持头部、躯干在一条直线上，重新测试。

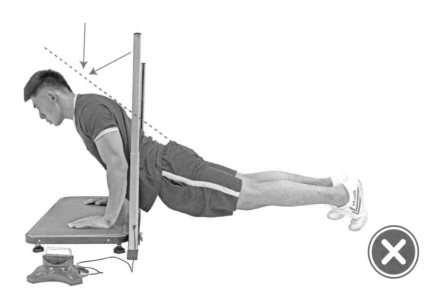

图 5-13　俯卧撑测试常见错误Ⅳ

（5）做俯卧撑时，没有屈臂或者屈臂幅度不够，主要是臀部上下运动（图 5-14），应予以纠正。测试过程中保持身体平直，屈臂使身体平直下降至肩与肘处于同一水平面，然后将身体平直撑起，重新测试。

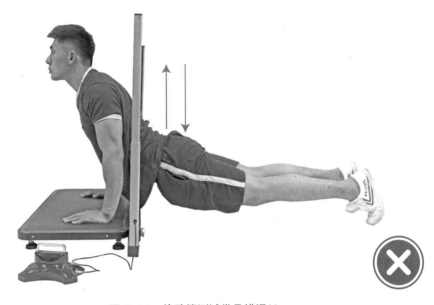

图 5-14　俯卧撑测试常见错误Ⅴ

（三）测试注意事项

（1）测试仪的设置应在测试前进行，在测试过程中，改变设置将会影响设置前的测试数据。

（2）尽可能使本测试仪远离其他无线设备，以免受到无线信号干扰。

（3）设置戒毒人员编号时，不容许任何两个人的编号相同。

（4）戒毒人员动作应规范，否则机器不予计数。

（5）仪器须注意防潮、防水、防暴晒，不得用有机溶液清洗机器表面。

（6）本系统不具备防水功能，请务必保持其干燥，清洁时可使用软布擦拭外观。

（7）当仪器发出蓄电池电量过低报警时，请尽快对其充电，否则有可能损坏电池。

（四）测试仪器常见故障和处理方法

俯卧撑测试仪常见故障和处理方法详见表5-3。

表5-3　俯卧撑测试仪常见故障和处理方法

| 故障现象 | 故障原因 | 处理方法 |
| --- | --- | --- |
| 外设无法开机 | 电池电量过低 | 对电池充电 |
| 测试不计数 | 外设没有开机 | 检查外设，接通电源 |
| 数据无法传输 | 采集串口设置不正确；机器编号设置不正确 | 查看所设置的串口与所连接的串口是否一致；检查本机的机器编号与其他机器是否相同 |

（五）评分标准

20～39岁男性戒毒人员俯卧撑评分标准详见表5-4。

表 5-4 20 ~ 39 岁成年男性俯卧撑评分表

单位：次

| 年龄 | 性别 | 1分 | 2分 | 3分 | 4分 | 5分 |
|---|---|---|---|---|---|---|
| 20 ~ 24 岁 | 男 | 7 ~ 12 | 13 ~ 19 | 20 ~ 27 | 28 ~ 40 | > 40 |
| 25 ~ 29 岁 | 男 | 5 ~ 10 | 11 ~ 17 | 18 ~ 24 | 25 ~ 35 | > 35 |
| 30 ~ 34 岁 | 男 | 4 ~ 10 | 11 ~ 15 | 16 ~ 22 | 23 ~ 30 | > 30 |
| 35 ~ 39 岁 | 男 | 3 ~ 6 | 7 ~ 11 | 12 ~ 19 | 20 ~ 27 | > 27 |

（标准来源：国家体育总局.国民体质测定标准手册（成年人部分）[M].北京：人民体育出版社，2003.）

# 三、1分钟仰卧起坐（女）

1 分钟仰卧起坐是反映人体腰腹部肌肉耐力水平的常用指标，其成绩与人体参加体育锻炼程度及身体机能状况有关。该指标的测试适用于 20 ~ 39 岁的女性戒毒人员。

## （一）测试方法

1. 人工测试方法

1 分钟仰卧起坐人工测试采用软垫、秒表等测试工具，测试应在平坦、整洁的场地进行，地质不限。测试时，戒毒人员仰卧于软垫上，两腿稍分开，屈膝呈 90°，两手放于耳侧。同伴按压其踝关节，以固定下肢（图 5-15）。

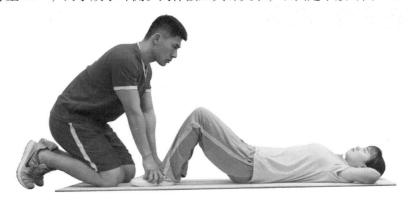

图 5-15 仰卧起坐测试动作 I

测试人员发出"开始"口令的同时开表计时，戒毒人员坐起时，两肘触及或超过双膝为完成 1 次，记录 1 分钟内戒毒人员完成动作的次数（图5-16）。测试时间满 1 分钟时，戒毒人员虽已坐起但肘关节未触及双膝者不计入该次数。记录 1 分钟完成的次数，精确到个位。

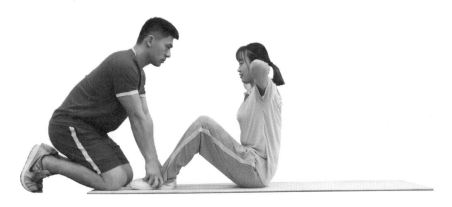

图 5-16  仰卧起坐测试动作 Ⅱ

2. 仰卧起坐测试仪测试方法

1 分钟仰卧起坐采用仰卧起坐测试仪进行测试，仪器包括主机和外设两部分（图 5-17）。

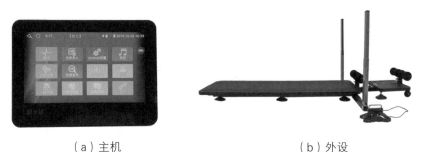

（a）主机　　　　　　　　　　　　　　（b）外设

图 5-17  仰卧起坐测试仪

将仰卧起坐测试仪电源侧部的"橙色"按钮长按 3 秒，当测试仪的显示屏显示数字时，表示设备已开启。设置主机与外设握手，握手成功后等待主机指令，所有外设都握手成功后，主机提示输入测试者编号。通过主机按键、IC 卡或扫描枪等录入戒毒人员编号。待戒毒人员准备好后，施测民警在主机上触摸"开始键",主机发出"开始测试"提示音后,进入测试。仰卧起坐动作应规范:戒毒人员仰卧于床板上,两腿稍分开,双腿屈膝呈90°,固定双脚,两手放于耳侧(图5-18)。

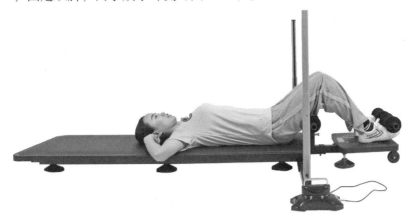

图5-18 仰卧起坐测试动作Ⅰ

坐起时上身超过感应杆,与床板的角度超过90°为有效,否则仰卧起坐测试仪不计数(图5-19)。

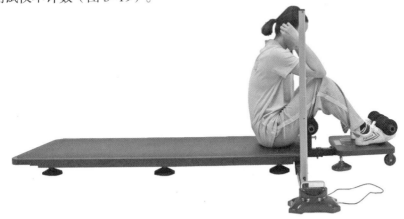

图5-19 仰卧起坐测试动作Ⅱ

戒毒人员的测试成绩在屏幕上同步显示,测试满1分钟时计时停止。语音提示测试结束,测试成绩显示在屏幕上。确认测试结果后,主机把测试结果通过无线网络传输到计算机,同时主机进入下一组测试界面,输入戒毒人员编号可进行测试。测试全部结束后，长按主机后部的电源按键关机，轻按外设面板上的电源按钮 3 秒钟，关闭外设电源。

（二）测试常见错误

（1）戒毒人员仰卧时，两肩胛没有触垫（图 5-20），应予以纠正。仰卧位时两肩胛须接触坐垫，重新测试。

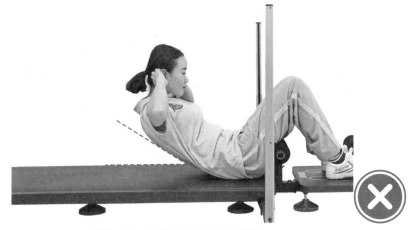

图 5-20　仰卧起坐测试常见错误 I

（2）戒毒人员双手抱头，膝关节屈曲角度大于 90°（图 5-21），应予以纠正。将双腿屈膝呈 90°，重新测试。

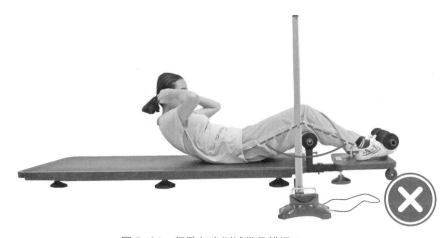

图 5-21　仰卧起坐测试常见错误 II

（3）戒毒人员双手抱头，膝关节屈曲角度小于90°（图5-22），应予以纠正。将双腿屈膝呈90°，并重新测试。

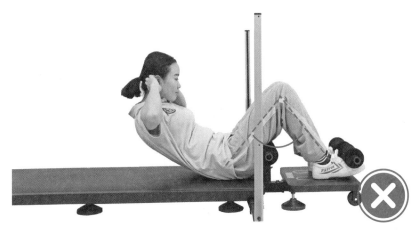

图 5-22 仰卧起坐测试常见错误Ⅲ

（4）戒毒人员坐起时身体没有超过感应杆（图5-23），测试仪器不予计数，应立即提醒和纠正，继续测试。

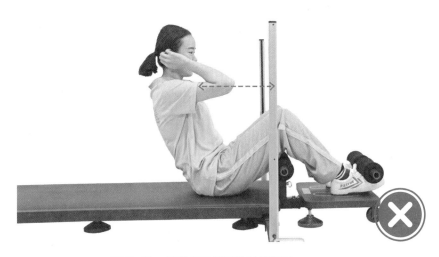

图 5-23 仰卧起坐测试常见错误Ⅳ

（三）测试注意事项

（1）测试前，戒毒人员须进行必要的准备活动。

（2）人工测试时，戒毒人员双脚必须放于软垫上，并由同伴协助固定，禁止穿鞋踩踏软垫。

（3）人工测试过程中，测试人员应主动向戒毒人员报数。

（4）借用肘部撑垫或臀部施压的力量完成起坐时，不予计数，应立即纠正和提醒，继续测试。

（5）戒毒人员动作应规范，否则仰卧起坐测试仪不予计数。

（6）测试仪的设置应在测试前进行。在测试过程中，改变设置将会影响设置前的测试数据。

（7）尽可能使本测试仪远离其他无线设备，以免受到无线信号干扰。

（8）设置机器编号时，注意在一个测试网络中，不容许任何两台机器的编号相同。

（9）仪器须注意防潮、防水、防暴晒，不得用有机溶液清洗机器的表面。

（10）仰卧起坐测试仪系统不具备防水功能，请务必保持其干燥，清洁时可使用软布擦拭外观。

（11）当仪器发出电量过低报警时，请尽快对其充电，否则有可能损坏电池。

（四）测试仪器常见故障和处理方法

仰卧起坐测试仪常见故障和处理方法详见表5-5。

表5-5　仰卧起坐测试仪常见故障和处理方法

| 故障现象 | 故障原因 | 处理方法 |
|---|---|---|
| 外设无法开机 | 电池电量过低 | 对电池充电 |
| 测试不计数 | 仰卧起坐动作不规范 | 规范动作，按准确方法做仰卧起坐 |
| 数据无法传输 | 采集串口设置不正确；机器编号设置不正确 | 查看所设置的串口与所连接的串口是否一致；<br>检查本机的机器编号与其他机器是否相同 |

（五）评分标准

20 ～ 39 岁女性戒毒人员 1 分钟仰卧起坐测试评分标准详见表 5-6。

表 5-6　20 ～ 39 岁成年女性 1 分钟仰卧起坐评分表

单位：次

| 年龄 | 性别 | 1 分 | 2 分 | 3 分 | 4 分 | 5 分 |
|---|---|---|---|---|---|---|
| 20 ～ 24 岁 | 女 | 1 ～ 5 | 6 ～ 15 | 16 ～ 25 | 26 ～ 36 | > 36 |
| 25 ～ 29 岁 | 女 | 1 ～ 3 | 4 ～ 11 | 12 ～ 20 | 21 ～ 30 | > 30 |
| 30 ～ 34 岁 | 女 | 1 ～ 3 | 4 ～ 10 | 11 ～ 19 | 20 ～ 28 | > 28 |
| 35 ～ 39 岁 | 女 | 1 ～ 2 | 3 ～ 6 | 7 ～ 14 | 15 ～ 23 | > 23 |

（标准来源：国家体育总局 . 国民体质测定标准手册（成年人部分）[M]. 北京：人民体育出版社，2003.）

## 四、纵跳

纵跳是体育运动的基本动作之一。该动作是人体在中枢神经系统的控制下，依靠身体各环节的协调配合，发挥下肢肌肉最大爆发力，以达到最佳纵向起跳效果的技术动作。纵跳测试可以用于评估人体下肢爆发性力量，该指标的测试适用于 20 ～ 39 岁各年龄段的戒毒人员。

（一）测试方法

1. 人工测试方法

戒毒人员手指涂抹少许滑石粉，侧向墙壁站立，双腿自然分开，身体直立。近侧足应贴近墙根，远侧足置于离墙 20 厘米的白线外缘处。身体轻贴墙壁，中指指尖在软黑板上点一指印。开始测试时，戒毒人员屈膝半蹲，双臂尽力后摆，起跳时手臂向前上方快速摆动，双腿同时发力，尽力垂直向上跳起，上举手臂，到达腾空最高点时用中指指尖在软黑板上点一指印。上下两指印的垂直距离即为纵跳高度。测试 2 次，记录最大值。以厘米为单位，精确到小数点后一位。

## 2. 纵跳测试仪测试方法

纵跳使用以人体滞空时间计算高度式电子纵跳测试仪进行测试，测试设备是由主机与外设两部分组成（图5-24）。

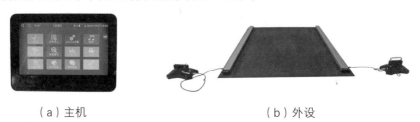

（a）主机　　　　　　　　　　　　　（b）外设

图 5-24　纵跳测试仪

将电子纵跳测试仪电源侧部的"橙色"按钮长按3秒，当显示屏显示数字时表示设备已开启。开机设置主机与外设握手，握手成功后主机提示输入测试者编号，通过主机按键、IC卡或扫描枪等录入戒毒人员编号。

戒毒人员身着运动装，脚穿平底鞋踏上纵跳板，站立在测试垫的指示位置内，双腿自然分开，身体直立，做好起跳准备。主机发出"开始测试"提示音后，戒毒人员从原地屈膝半蹲，双臂尽力后摆（图5-25）。

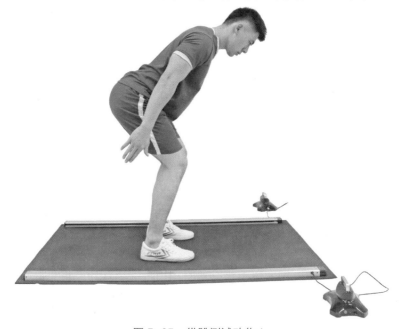

图 5-25　纵跳测试动作 I

起跳时手臂向前上方快速摆动，双腿同时发力，尽力垂直向上跳起，不得出现垫步动作（图5-26）。

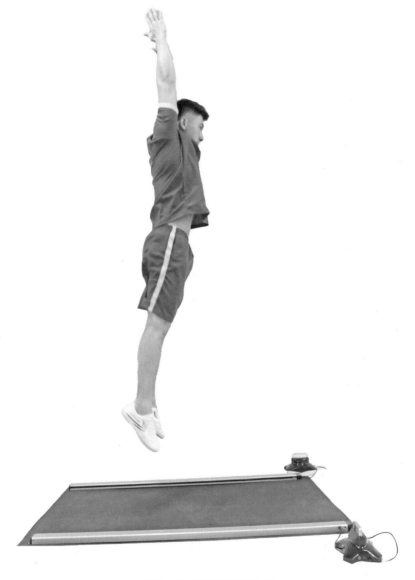

图5-26 纵跳测试动作Ⅱ

主机开始计时，戒毒人员双脚落回测试垫后，测试成绩显示在屏幕上，语音提示测试结果。进行 2 次测试，将 2 次测得的最大值存储在主机中，同时通过无线网络传输到计算机，测试完毕。测试结束后，关闭主机电源，切断外设电源。

（二）测试常见错误

（1）落地前膝关节没有伸直，有意屈膝，延长滞空时间（图 5-27），应予以纠正。起跳后伸直膝关节直至落地，重新测量。

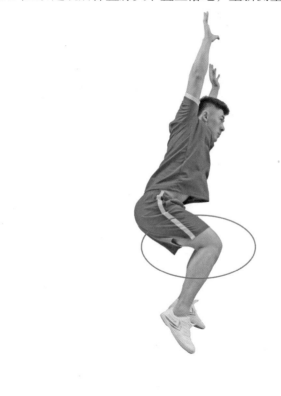

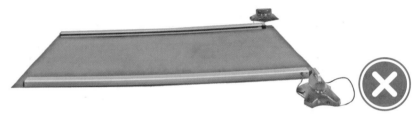

图 5-27　纵跳测试常见错误 I

（2）落地前身体没有伸直，有意收腹，延长滞空时间（图5-28），应予以纠正。起跳后伸直身体直至落地，重新测量。

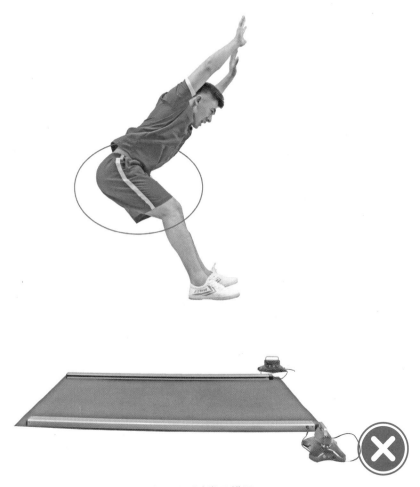

图 5-28　纵跳测试常见错误 II

## （三）测试注意事项

（1）起跳时，双脚不能移动或出现垫步动作。

（2）落地时，要落回原地，禁止有意收腹屈膝。

（3）如果戒毒人员没有落回到纵跳板上，则测试失败，须重新测试。

（4）每次测试前，须待仪器自动清空回零或按键清空回零。

（5）测试仪的设置应在测试前进行，在测试过程中改变设置，将会影响设置前的测试数据。

（6）尽可能使本测试仪远离其他无线设备，以免受到无线信号干扰。

（7）设置戒毒人员编号时，不容许任何两个戒毒人员的编号相同。

（8）仪器需注意防潮、防水、防暴晒，不得使用有机溶液清洗机器表面。

（9）本系统不具备防水功能，请务必保持其干燥，清洁时可使用软布擦拭外观。

（10）当仪器发出电量过低报警时，请尽快对其充电，否则有可能损坏电池。

（四）测试仪器常见故障和处理方法

纵跳测试仪常见故障和处理方法详见表5-7。

表5-7　纵跳测试仪常见故障和处理方法

| 故障现象 | 故障原因 | 处理方法 |
| --- | --- | --- |
| 外设无法测试 | 连接线松脱 | 接好连接线并锁牢 |
| 数据无法传输 | 采集串口设置不正确；机器编号设置不正确 | 查看所设置的串口与所连接的串口是否一致；检查本机的机器编号与其他机器设置是否相同 |

（五）评分标准

20～39岁戒毒人员纵跳测试评分标准详见表5-8。

表5-8　20～39岁成年人纵跳评分表

单位：厘米

| 年龄 | 性别 | 1分 | 2分 | 3分 | 4分 | 5分 |
| --- | --- | --- | --- | --- | --- | --- |
| 20～24岁 | 男 | 19.9～24.8 | 24.9～32.3 | 32.4～38.4 | 38.5～45.8 | ＞45.8 |
| 20～24岁 | 女 | 12.7～15.8 | 15.9～20.5 | 20.6～24.7 | 24.8～30.0 | ＞30.0 |
| 25～29岁 | 男 | 19.6～23.9 | 24.0～31.3 | 31.4～36.8 | 36.9～43.6 | ＞43.6 |

续表

| 年龄 | 性别 | 1分 | 2分 | 3分 | 4分 | 5分 |
|---|---|---|---|---|---|---|
| 25 ~ 29 岁 | 女 | 12.4 ~ 15.0 | 15.1 ~ 19.7 | 19.8 ~ 23.4 | 23.5 ~ 28.5 | > 28.5 |
| 30 ~ 34 岁 | 男 | 18.4 ~ 22.3 | 22.4 ~ 29.3 | 29.4 ~ 34.7 | 34.8 ~ 41.1 | > 41.1 |
| 30 ~ 34 岁 | 女 | 12.0 ~ 14.5 | 14.6 ~ 18.7 | 18.8 ~ 22.6 | 22.7 ~ 27.7 | > 27.7 |
| 35 ~ 39 岁 | 男 | 17.8 ~ 21.4 | 21.5 ~ 27.9 | 28.0 ~ 33.0 | 33.1 ~ 39.5 | > 39.5 |
| 35 ~ 39 岁 | 女 | 11.5 ~ 13.7 | 13.8 ~ 17.8 | 17.9 ~ 21.3 | 21.4 ~ 26.1 | > 26.1 |

（标准来源：国家体育总局 . 国民体质测定标准手册（成年人部分）[M]. 北京：人民体育出版社，2003.）

## 五、坐位体前屈

坐位体前屈是指人体在相对静止状态下，躯干、髋、膝等关节可以达到的最大活动幅度，是有效反映戒毒人员关节灵活性以及韧带和肌肉的伸展性与弹性的常用指标。该指标的测试适用于 20 ~ 69 岁各年龄段的戒毒人员。

### （一）测试方法

坐位体前屈测试采用坐位体前屈测试仪进行测试，设备是由主机和外设两部分组成（图 5-29）。

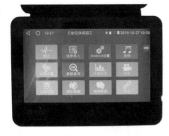

（a）主机　　　　　　　　　　　　　（b）外设

图 5-29　坐位体前屈测试仪

测试前将坐位体前屈测试仪外设放置在平坦的地面上，长按测试仪电源侧部的"橙色"按钮 3 秒，当测试仪电源的显示屏显示数字时，表示设备已开启。设置主机与外设握手，握手成功后等待主机指令。所有外设都握手成功后，主机提示输入测试者编号。通过主机按键、IC卡或扫描枪等录入戒毒人员编号。

戒毒人员脱鞋，上体垂直坐于坐垫上，两腿伸直，脚跟并拢，脚尖自然分开 10 ~ 15 厘米，双脚抵在抵脚板上，用绑带绑住膝盖（图 5-30）。

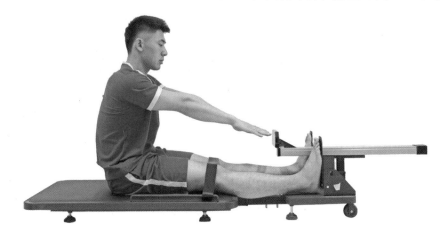

图 5-30 坐位体前屈测试动作 I

待戒毒人员准备好后，测试民警在主机上触摸开始测试。主机发出"开始测试"提示音后，戒毒人员双手并拢，手臂和膝关节伸直，掌心向下平伸；身体前屈，用双手中指指尖匀速推动滑板平滑前行，直到向前推不动为止（图 5-31）。

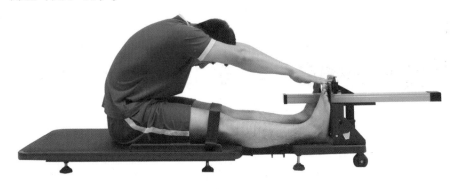

图 5-31 坐位体前屈测试动作 II

测试结束后，主机自动显示测试结果，同时将测试结果存储在主机中，并通过无线网络传输到计算机。测试结束后，关闭主机电源，切断外设电源。

## （二）测试常见错误

（1）戒毒人员单手向前或双臂突然发力向前推动滑板（图5-32），应予以纠正。用双手中指指尖匀速推动滑板平滑前行，重新测量。

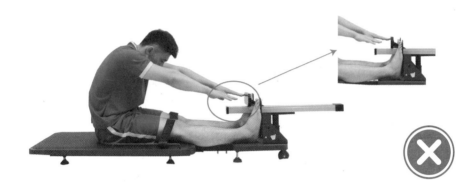

图 5-32　坐位体前屈测试常见错误 I

（2）身体前屈时，戒毒人员足跟与抵脚板分离（图5-33），应予以纠正。将双脚抵在抵脚板上，重新测量。

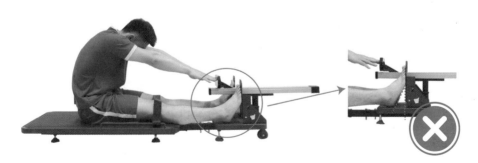

图 5-33　坐位体前屈测试常见错误 II

（3）身体前屈时，戒毒人员膝关节弯曲（图5-34），应予以纠正。保持两腿伸直，重新测量。

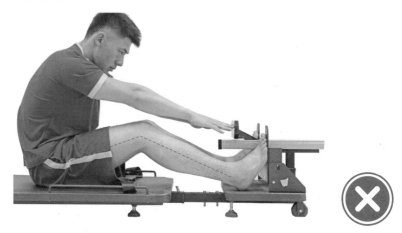

图 5-34　坐位体前屈测试常见错误Ⅲ

（4）测试时戒毒人员穿鞋（图5-35），应予以纠正。将鞋子脱去，重新测量。

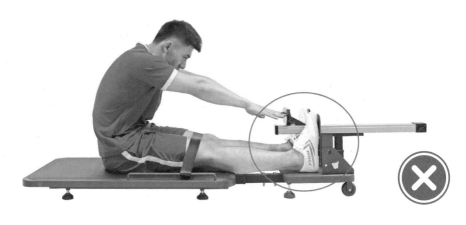

图 5-35　坐位体前屈测试常见错误Ⅳ

（三）测试注意事项

（1）测试前，戒毒人员须做好充分的准备活动。

（2）禁止戒毒人员两腿弯曲，禁止手臂猛然发力。

（3）禁止戒毒人员穿鞋进行测试。

（4）每次测试前，测试人员都要将滑板推到导轨近端位置。

（5）测试仪的设置应在测试前进行，在测试过程中改变设置，将会影响设置前的测试数据。

（6）在测试现场尽可能不使用无线传输类的设备，避免仪器受到干扰，影响性能。

（7）设置戒毒人员编号时，不容许任何两个戒毒人员的编号相同。

（8）本测试仪不具备防水功能，请务必保持其干燥，清洁时可使用软布擦拭外观。

（9）当仪器发出电量过低报警时，请尽快对其充电，否则有可能损坏电池。

（四）测试仪器常见故障和处理方法

坐位体前屈测试仪常见故障和处理方法详见表5-9。

表5-9 坐位体前屈测试仪常见故障和处理方法

| 故障现象 | 故障原因 | 处理方法 |
| --- | --- | --- |
| 液晶屏无显示；<br>操作没有反应 | 电池电量过低；<br>连接线松脱 | 对电池充电；<br>接好连接线并锁牢 |
| 数据无法传输 | 采集串口设置不正确；<br>机器编号设置不正确 | 查看所设置的串口与所连接的串口是否一致；<br>检查本机的机器编号与其他机器设置是否相同 |

（五）评分标准

20～69岁戒毒人员坐位体前屈测试评分标准详见表5-10。

表5-10　20～69岁成年人坐位体前屈评分表

单位：厘米

| 年龄 | 性别 | 1分 | 2分 | 3分 | 4分 | 5分 |
|---|---|---|---|---|---|---|
| 20～24岁 | 男 | −3.5～1.7 | 1.8～8.9 | 9.0～14.1 | 14.2～20.1 | ＞20.1 |
| 20～24岁 | 女 | −2.1～2.8 | 2.9～9.4 | 9.5～14.3 | 14.4～20.2 | ＞20.2 |
| 25～29岁 | 男 | −5.5～0.9 | 1.0～7.8 | 7.9～13.4 | 13.5～19.7 | ＞19.7 |
| 25～29岁 | 女 | −3.5～1.9 | 2.0～8.2 | 8.3～13.9 | 14.0～19.7 | ＞19.7 |
| 30～34岁 | 男 | −7.0～−0.1 | 0～6.4 | 6.5～11.9 | 12.0～18.3 | ＞18.3 |
| 30～34岁 | 女 | −4.0～1.6 | 1.7～7.9 | 8.0～13.3 | 13.4～19.2 | ＞19.2 |
| 35～39岁 | 男 | −8.7～−2.4 | −2.3～4.9 | 5.0～10.7 | 10.8～17.1 | ＞17.1 |
| 35～39岁 | 女 | −4.8～−0.9 | 1.0～7.3 | 7.4～12.9 | 13.0～18.9 | ＞18.9 |
| 40～44岁 | 男 | −9.4～−3.8 | −3.7～3.9 | 4.0～9.9 | 10.0～16.2 | ＞16.2 |
| 40～44岁 | 女 | −5.9～0.1 | 0.2～6.5 | 6.6～11.9 | 12.0～17.9 | ＞17.9 |
| 45～49岁 | 男 | −10.0～−4.4 | −4.3～3.2 | 3.3～9.1 | 9.2～15.9 | ＞15.9 |
| 45～49岁 | 女 | −6.3～−0.1 | 0～6.1 | 6.2～11.8 | 11.9～17.9 | ＞17.9 |
| 50～54岁 | 男 | −10.7～−5.6 | −5.5～2.1 | 2.2～7.9 | 8.0～14.8 | ＞14.8 |
| 50～54岁 | 女 | −6.5～−0.6 | −0.5～5.9 | 6.0～11.4 | 11.5～17.9 | ＞17.9 |
| 55～59岁 | 男 | −11.2～−6.3 | −6.2～1.7 | 1.8～7.2 | 7.3～13.8 | ＞13.8 |
| 55～59岁 | 女 | −6.6～−0.8 | −0.7～5.7 | 5.8～11.1 | 11.2～17.7 | ＞17.7 |
| 60～64岁 | 男 | −12.6～−7.8 | −7.7～0.9 | 1.0～6.7 | 6.8～13.1 | ＞13.1 |
| 60～64岁 | 女 | −7.5～−2.0 | −1.9～5.2 | 5.3～11.3 | 11.4～17.7 | ＞17.7 |
| 65～69岁 | 男 | −13.6～−9.4 | −9.3～−1.6 | −1.5～4.6 | 4.7～11.7 | ＞11.7 |
| 65～69岁 | 女 | −8.1～−3.1 | −3.0～4.0 | 4.1～10.0 | 10.1～16.4 | ＞16.4 |

（标准来源：①国家体育总局.国民体质测定标准手册（成年人部分）[M].北京：人民体育出版社，2003.②国家体育总局.国民体质测定标准手册（老年人部分）[M].北京：人民体育出版社，2003.）

# 六、选择反应时

反应时是指从接受刺激到机体作出反应动作所需的时间，也就是从刺激到反应之间的时距。选择反应时，也称复杂反应时，指的是测试时呈现两种或两种以上的刺激，要求被试者对每一种刺激作出相应的不同反应所需的时间。选择反应时指标可以反映人体神经与肌肉系统的协调性和快速反应能力，指标测试适用于 20 ～ 69 岁各年龄段的戒毒人员。

## （一）测试方法

选择反应时测试采用选择反应时测试仪进行测试，仪器包括主机和外设两部分（图 5-36）。

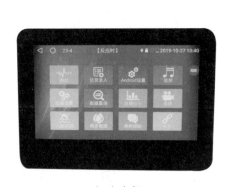 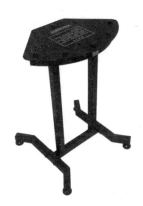

（a）主机　　　　　　　　　　　（b）外设

图 5-36　选择反应时测试仪

测试前将反应时测试仪外设放置在平坦的地面上，长按电源侧部的"橙色"按钮 3 秒进行开机，当选择反应时测试仪电源的显示屏显示数字时，表示设备已开启。设置主机与外设握手，外设上显示握手成功后，等待主机指令。所有外设都握手成功后，主机提示输入测试者编号。通过主机按键、IC 卡或扫描枪等录入戒毒人员编号。

戒毒人员站立于测试区内，中指按住
"启动键"（图 5-37）。

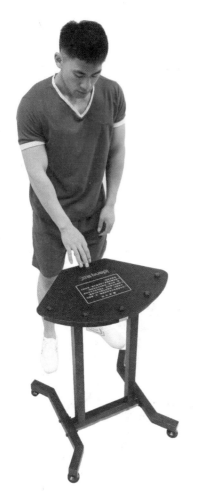

图 5-37　反应时测试起始动作

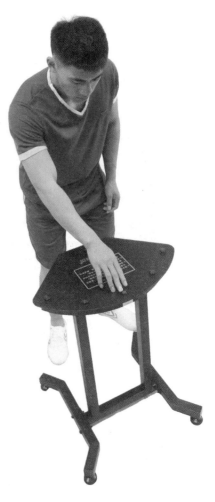

待戒毒人员准备好后，测试民警
在主机上触摸开始测试。主机发出"开
始测试"提示音后，当上方 5 个信号
键中的任何一个发出信号时（声、光
同时发出），戒毒人员以最快速度按
下对应按键（图 5-38）。

图 5-38　反应时测试按键动作

信号消失后，中指再次按住"启动键"，等待下一个信号发出，共有 5 次信号。戒毒人员完成第五次信号应答后，所有信号键都会同时发出光和声，表示测试结束。测试 2 次，取最好成绩，记录以秒为单位，保留小数点后两位。主机把测试结果通过无线网络传输到计算机，测试完毕。测试结束后，关闭主机电源，切断外设电源。

（二）测试常见错误

测试中戒毒人员使用双手操作，其中一只手中指按住"启动键"，另一只手放在空中拍击信号键（图 5-39），应予以纠正。使用单手操作，重新测试。

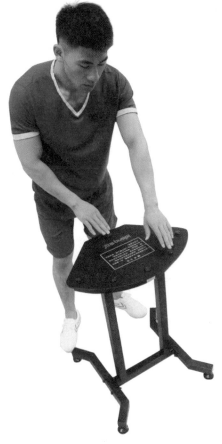

图 5-39　选择反应时测试常见错误

（三）测试注意事项

（1）测试时，戒毒人员不得用力拍击信号键。

（2）戒毒人员长按"启动键"，等到"信号键"发出信号后方能松手，否则测试将无法正常进行。

（3）测试仪的设置应在测试前进行，在测试过程中改变设置，将会影响设置前的测试数据。

（4）尽可能使本测试仪远离其他无线传输设备，以免受到无线干扰。

（5）设置机器编号时，注意在一个测试网络中，不容许任何两台机器的编号相同。

（6）设置戒毒人员编号时，不容许任何两个戒毒人员的编号相同。

（7）本测试仪不具备防水功能，请务必保持其干燥，清洁时可使用软布擦拭外观。

（8）当仪器发出蓄电池电量过低报警时，请尽快对其充电，否则有可能损坏电池。

（四）测试仪器常见故障和处理方法

选择反应时测试仪常见故障和处理方法详见表5-11。

表5-11　选择反应时测试仪常见故障和处理方法

| 故障现象 | 故障原因 | 处理方法 |
| --- | --- | --- |
| 外设无法开机 | 电池电量过低 | 对电池充电 |
| 数据无法传输 | 无线接收盒无法正常工作；采集串口设置不正确；机器编号设置不正确 | 检查无线接收盒工作电源是否正常；查看所设置的串口与所连接的串口是否一致；检查本机的机器编号与其他机器是否相同 |

（五）评分标准

20～69岁戒毒人员选择反应时测试评分标准详见表5-12。

表 5-12　20 ～ 69 岁成年人选择反应时评分表

单位：秒

| 年龄 | 性别 | 1 分 | 2 分 | 3 分 | 4 分 | 5 分 |
|------|------|------|------|------|------|------|
| 20 ～ 24 岁 | 男 | 0.69 ～ 0.61 | 0.60 ～ 0.50 | 0.49 ～ 0.44 | 0.43 ～ 0.39 | < 0.39 |
| 20 ～ 24 岁 | 女 | 0.79 ～ 0.66 | 0.65 ～ 0.53 | 0.52 ～ 0.46 | 0.45 ～ 0.40 | < 0.40 |
| 25 ～ 29 岁 | 男 | 0.73 ～ 0.63 | 0.62 ～ 0.52 | 0.51 ～ 0.45 | 0.44 ～ 0.39 | < 0.39 |
| 25 ～ 29 岁 | 女 | 0.82 ～ 0.69 | 0.68 ～ 0.56 | 0.55 ～ 0.48 | 0.47 ～ 0.42 | < 0.42 |
| 30 ～ 34 岁 | 男 | 0.76 ～ 0.66 | 0.65 ～ 0.53 | 0.52 ～ 0.47 | 0.46 ～ 0.41 | < 0.41 |
| 30 ～ 34 岁 | 女 | 0.86 ～ 0.71 | 0.70 ～ 0.58 | 0.57 ～ 0.50 | 0.49 ～ 0.43 | < 0.43 |
| 35 ～ 39 岁 | 男 | 0.78 ～ 0.67 | 0.66 ～ 0.55 | 0.54 ～ 0.48 | 0.47 ～ 0.41 | < 0.41 |
| 35 ～ 39 岁 | 女 | 0.86 ～ 0.74 | 0.73 ～ 0.59 | 0.58 ～ 0.51 | 0.50 ～ 0.44 | < 0.44 |
| 40 ～ 44 岁 | 男 | 0.81 ～ 0.71 | 0.70 ～ 0.60 | 0.59 ～ 0.49 | 0.48 ～ 0.43 | < 0.43 |
| 40 ～ 44 岁 | 女 | 0.90 ～ 0.76 | 0.75 ～ 0.62 | 0.61 ～ 0.52 | 0.51 ～ 0.44 | < 0.44 |
| 45 ～ 49 岁 | 男 | 0.86 ～ 0.73 | 0.72 ～ 0.61 | 0.60 ～ 0.51 | 0.50 ～ 0.43 | < 0.43 |
| 45 ～ 49 岁 | 女 | 0.94 ～ 0.81 | 0.80 ～ 0.65 | 0.64 ～ 0.54 | 0.53 ～ 0.45 | < 0.45 |
| 50 ～ 54 岁 | 男 | 0.90 ～ 0.77 | 0.76 ～ 0.62 | 0.61 ～ 0.53 | 0.52 ～ 0.44 | < 0.44 |
| 50 ～ 54 岁 | 女 | 0.96 ～ 0.85 | 0.84 ～ 0.67 | 0.66 ～ 0.56 | 0.55 ～ 0.46 | < 0.46 |
| 55 ～ 59 岁 | 男 | 0.93 ～ 0.80 | 0.79 ～ 0.65 | 0.64 ～ 0.55 | 0.54 ～ 0.45 | < 0.45 |
| 55 ～ 59 岁 | 女 | 0.97 ～ 0.88 | 0.87 ～ 0.69 | 0.68 ～ 0.58 | 0.57 ～ 0.48 | < 0.48 |
| 60 ～ 64 岁 | 男 | 1.40 ～ 1.01 | 1.00 ～ 0.77 | 0.76 ～ 0.63 | 0.62 ～ 0.51 | < 0.51 |
| 60 ～ 64 岁 | 女 | 1.46 ～ 1.14 | 1.13 ～ 0.84 | 0.83 ～ 0.67 | 0.66 ～ 0.55 | < 0.55 |
| 65 ～ 69 岁 | 男 | 1.45 ～ 1.11 | 1.10 ～ 0.81 | 0.80 ～ 0.66 | 0.65 ～ 0.54 | < 0.54 |
| 65 ～ 69 岁 | 女 | 1.63 ～ 1.22 | 1.21 ～ 0.89 | 0.88 ～ 0.69 | 0.68 ～ 0.57 | < 0.57 |

（标准来源：①国家体育总局 . 国民体质测定标准手册（成年人部分）[M]. 北京：人民体育出版社，2003.② 国家体育总局 . 国民体质测定标准手册（老年人部分）[M]. 北京：人民体育出版社，2003.）

# 七、闭眼单脚站立

闭眼单脚站立是通过测量人体在没有任何可视参照物的情况下，仅依靠大脑前庭器官的平衡感受器和全身肌肉的协调运动，来维持身体重心在单脚支撑面上的时间，以反映戒毒人员平衡能力的强弱。该指标的测试适用于 20 ~ 69 岁各年龄段的戒毒人员。

（一）测试方法

1. 人工测试方法

使用秒表进行测试，测试时戒毒人员自然站立，闭眼，当听到"开始"口令后，抬起任意一只脚，同时测试民警开表计时（图 5-40）。当戒毒人员支撑脚移动或抬起脚着地时，即停表结束。

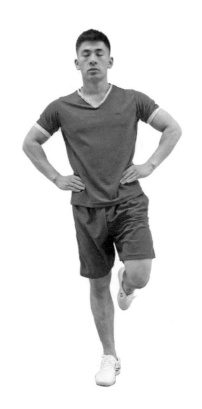

图 5-40　闭眼单脚站立测试正确姿势

测试 2 次，取最好成绩，记录以秒为单位，保留小数点后一位，小数点后第二位数按"非零进一"的原则进位，如 10.11 秒记录为 10.2 秒。

### 2. 闭眼单脚站立测试仪测试方法

闭眼单脚站立测试采用闭眼单脚站立测试仪进行测试，设备是由主机和外设两部分组成（图 5-41）。

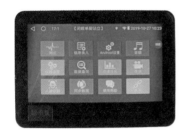 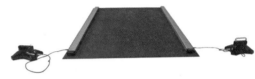

（a）主机          （b）外设

图 5-41 闭眼单脚站立测试仪

测试前将闭眼单脚站立测试仪外设放置在平坦的地面上，长按测试仪电源侧部的"橙色"按钮 3 秒，当测试仪电源的显示屏显示数字时，表示设备开启。设置主机与外设握手，外设上显示握手成功，等待主机指令。所有外设都握手成功后，主机提示输入测试者编号。通过主机按键、IC 卡或扫描枪等录入戒毒人员编号。

戒毒人员穿平底鞋或光脚站立在测试垫的指示位置，做好测试准备（图 5-42）。

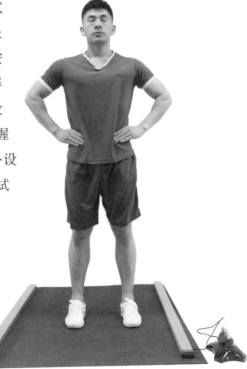

图 5-42 闭眼单脚站立测试准备动作

待戒毒人员准备好后，测试民警在主机上触摸开始测试。主机发出"开始测试"提示音后，戒毒人员在原地单脚离地，闭眼，主机开始计时（图5-43）。

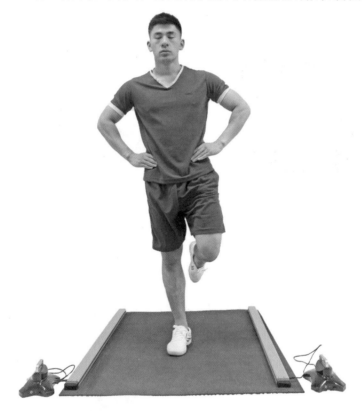

图 5-43　闭眼单脚站立测试动作

戒毒人员双脚落回测试垫后，测试成绩显示在屏幕上，语音提示测试结果，测试完毕。同时将测试结果存储在主机中，并通过无线网络传输到计算机。测试结束后，关闭主机电源，切断外设电源。

（二）测试常见错误

（1）测试时，戒毒人员抬起脚接触支撑脚（图5-44），应予以纠正。保持抬起脚不接触支撑脚，重新测试。

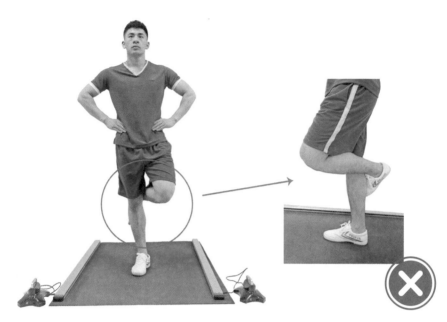

图 5-44　闭眼单脚站立测试常见错误Ⅰ

（2）测试过程中，戒毒人员睁眼（图 5-45），应予以纠正。保持测试过程中闭眼，重新测试。

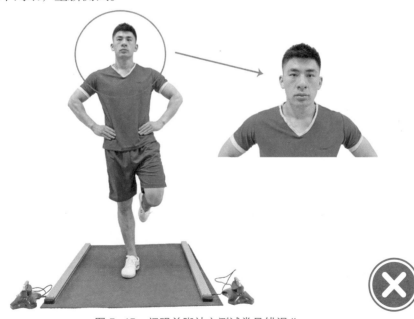

图 5-45　闭眼单脚站立测试常见错误Ⅱ

## （三）测试注意事项

（1）测试时，施测民警要注意保护戒毒人员安全。

（2）戒毒人员双脚要依次踏上测试台，站稳后方可开始测试。

（3）每次测试前，测试仪器自动清空回零或按"按键"清空回零。

（4）不得踏踩测试垫两边的测试杆。

（5）测试仪的设置应在测试前进行，在测试过程中改变设置，将会影响设置前的测试数据。

（6）尽可能使本测试仪远离其他无线设备，以免受到无线信号干扰。

（7）设置机器编号时，注意在一个测试网络中，不容许任何两台机器的编号相同。

（8）设置戒毒人员编号时，不容许任何两个戒毒人员的编号相同。

（9）仪器须注意防潮、防水、防暴晒，不得用有机溶液清洗机器的表面。

（10）闭眼单脚站立测试系统不具备防水功能，请务必保持其干燥，清洁时可使用软布擦拭外观。

（11）当仪器发出蓄电池电量过低报警时，请尽快对其充电，否则有可能损坏电池。

## （四）测试仪器常见故障和处理方法

闭眼单脚站立测试仪常见故障和处理方法详见表5-13。

表5-13　闭眼单脚站立测试仪常见故障和处理方法

| 故障现象 | 故障原因 | 处理方法 |
|---|---|---|
| 外设无法测试 | 连接线松脱 | 接好连接线并锁牢 |
| 数据无法传输 | 采集串口设置不正确；机器编号设置不正确 | 查看所设置的串口与所连接的串口是否一致；检查本机的机器编号与其他机器设置是否相同 |

### （五）评分标准

20 ～ 69 岁戒毒人员闭眼单脚站立测试评分标准详见表 5–14。

表 5–14　20 ～ 69 岁成年人闭眼单脚站立评分表

单位：秒

| 年龄 | 性别 | 1 分 | 2 分 | 3 分 | 4 分 | 5 分 |
|---|---|---|---|---|---|---|
| 20 ～ 24 岁 | 男 | 3 ～ 5 | 6 ～ 17 | 18 ～ 41 | 42 ～ 98 | ＞ 98 |
| 20 ～ 24 岁 | 女 | 3 ～ 5 | 6 ～ 15 | 16 ～ 36 | 37 ～ 90 | ＞ 90 |
| 25 ～ 29 岁 | 男 | 3 ～ 4 | 5 ～ 14 | 15 ～ 35 | 36 ～ 85 | ＞ 85 |
| 25 ～ 29 岁 | 女 | 3 ～ 5 | 6 ～ 14 | 15 ～ 32 | 33 ～ 84 | ＞ 84 |
| 30 ～ 34 岁 | 男 | 3 ～ 4 | 5 ～ 12 | 13 ～ 29 | 30 ～ 74 | ＞ 74 |
| 30 ～ 34 岁 | 女 | 3 ～ 4 | 5 ～ 12 | 13 ～ 28 | 29 ～ 72 | ＞ 72 |
| 35 ～ 39 岁 | 男 | 3 | 4 ～ 11 | 12 ～ 27 | 28 ～ 69 | ＞ 69 |
| 35 ～ 39 岁 | 女 | 3 | 4 ～ 9 | 10 ～ 23 | 24 ～ 62 | ＞ 62 |
| 40 ～ 44 岁 | 男 | 3 | 4 ～ 9 | 10 ～ 21 | 22 ～ 54 | ＞ 54 |
| 40 ～ 44 岁 | 女 | 3 | 4 ～ 7 | 8 ～ 18 | 19 ～ 45 | ＞ 45 |
| 45 ～ 49 岁 | 男 | 3 | 4 ～ 8 | 9 ～ 19 | 20 ～ 48 | ＞ 48 |
| 45 ～ 49 岁 | 女 | 2 | 3 ～ 6 | 7 ～ 15 | 16 ～ 39 | ＞ 39 |
| 50 ～ 54 岁 | 男 | 3 ～ 4 | 5 ～ 7 | 8 ～ 16 | 17 ～ 39 | ＞ 39 |
| 50 ～ 54 岁 | 女 | 2 | 3 ～ 5 | 6 ～ 13 | 14 ～ 33 | ＞ 33 |
| 55 ～ 59 岁 | 男 | 2 | 3 ～ 6 | 7 ～ 13 | 14 ～ 33 | ＞ 33 |
| 55 ～ 59 岁 | 女 | 2 | 3 ～ 5 | 6 ～ 10 | 11 ～ 26 | ＞ 26 |
| 60 ～ 64 岁 | 男 | 1 ～ 3 | 4 ～ 6 | 7 ～ 14 | 15 ～ 48 | ＞ 48 |
| 60 ～ 64 岁 | 女 | 1 ～ 2 | 3 ～ 5 | 6 ～ 12 | 13 ～ 40 | ＞ 40 |
| 65 ～ 69 岁 | 男 | 1 ～ 2 | 3 ～ 5 | 6 ～ 12 | 13 ～ 40 | ＞ 40 |
| 65 ～ 69 岁 | 女 | 1 ～ 2 | 3 ～ 4 | 5 ～ 10 | 11 ～ 35 | ＞ 35 |

（标准来源：①国家体育总局.国民体质测定标准手册（成年人部分）[M].北京：人民体育出版社，2003.②国家体育总局.国民体质测定标准手册（老年人部分）[M].北京：人民体育出版社，2003.）

# 主要参考文献

[1] 中国健康促进基金会 . 中华健康管理学 [M]. 北京：人民卫生出版社，2016.

[2] 雷铭 . 健康管理概论 [M]. 北京：旅游教育出版社，2016.

[3] 王大安 . 戒毒人员体质测试指导手册 [M]. 武汉：湖北科学技术出版社，2018.

[4] 武历洋，翟继勇 . 高校体质测试项目顺序的规范化 [J]. 体育世界（学术版），2019（10）:163-164.

[5] 张宗国 . 不同测试顺序对“大学生体质健康”测试结果的影响研究 [C]. 中国大学生田径协会 . 第十七届全国高校田径科研论文报告会论文专辑 . 中国大学生田径协会：中国大学生体育协会田径分会 ,2007:535.

[6] 曹晓林 . 影响大学生体质测试成绩的因素剖析 [J]. 当代体育科技 ,2014,4（25）:191-192.

[7] 王辉 . 影响大学生体质测试的因素及对策研究 [J]. 体育文化导刊，2012（09）：88-92.

[8] 中国高血压防治指南修订委员会高血压联盟（中国），等 . 中国高血压防治指南（2018 年修订版）[J]. 中国心血管杂志 , 2019, 24（01）：24-56.

[9] 邓树勋，王健，乔德才，等 . 运动生理学 [M].3 版 . 北京：高等教育出版社，2015.

[10]《国家学生体质健康标准》编委会 . 国家学生体质健康标准水平解读 [M]. 北京：人民教育出版社 ,2013.

[11] 闫立新 . 大学生体质测试指导与测试分析研究 [M]. 北京：知识产权出版社 ,2013.

[12]International Drug Policy Consortium. World Drug Report 2019 [EB/

OL]. 2019–07–11/2020–02–08.https://idpc.net/publications/2019/07/world–drug–report–2019.

[13]国家体育总局.国民体质测定标准手册（成年人部分）[M].北京：人民体育出版社，2003.

[14]国家体育总局.国民体质测定标准手册（老年人部分）[M].北京：人民体育出版社，2003.